• CUMPLIR 40 A LOS 60 •

Sano, joven... y libre de dolor de cabeza

RAIMON SAMSÓ

• CUMPLIR 40 A LOS 60 •

Sano, joven... y libre de dolor de cabeza

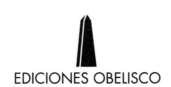

EDICIONES OBELISCO

Si este libro le ha interesado y desea que le mantengamos informado de nuestras publicaciones, escríbanos indicándonos qué temas son de su interés (Astrología, Autoayuda, Ciencias Ocultas, Artes Marciales, Naturismo, Espiritualidad, Tradición...) y gustosamente le complaceremos.

Puede consultar nuestro catálogo en www.edicionesobelisco.com

Los editores no han comprobado la eficacia ni el resultado de las recetas, productos, fórmulas técnicas, ejercicios o similares contenidos en este libro. Instan a los lectores a consultar al médico o especialista de la salud ante cualquier duda que surja. No asumen, por lo tanto, responsabilidad alguna en cuanto a su utilización ni realizan asesoramiento al respecto.

Colección Psicología
Cumplir 40 a los 60
Raimon Samsó

1.ª edición: enero de 2019
2.ª edición: febrero de 2019

Corrección: *M.ª Jesús Rodríguez*
Diseño de cubierta: *Enrique Iborra*

© 2019, *Raimon Samsó*
© 2019, Ediciones Obelisco, S. L.
(Reservados los derechos para la presente edición)

Edita: Ediciones Obelisco, S. L.
Collita, 23-25. Pol. Ind. Molí de la Bastida
08191 Rubí - Barcelona - España
Tel. 93 309 85 25 - Fax 93 309 85 23
E-mail: info@edicionesobelisco.com

ISBN: 978-84-9111-414-7
Depósito Legal: B-28.178-2018

Printed in Spain

Impreso en España en los talleres gráficos de Romanyà/Valls S. A.
Verdaguer, 1 - 08786 Capellades (Barcelona)

A todas las personas
que no han podido ayudarme en mis problemas
porque han conseguido
que yo asuma esa responsabilidad.

· ADVERTENCIAS ·

No soy médico y nada sé de medicina. De hecho, he sido un paciente toda mi vida.

Sólo soy una persona que buscó una solución a un problema incapacitante, migraña crónica (dolor de cabeza que ocurre 15 o más días al mes y que dura 4 o más horas cada vez), cuando la ciencia médica no pudo ofrecerme más solución que analgésicos para la mitigación de los síntomas. Como no me conformé con eso, busqué por mi cuenta durante años, décadas, sabiendo que me perdería entre terapias convencionales y alternativas como así sucedió.

No descarté ninguna ayuda proviniera de donde proviniera. Avancé lentamente dando palos de ciego. En ciertos momentos le dediqué más tiempo y energía (y recursos, es imposible saber cuánto he gastado tratando de aliviar y solucionar mis migrañas), en otros momentos me di por vencido y soportaba mi condición migrañosa como algo irremediable.

En este libro comparto mis experiencias sin pretender hacer intrusismo en una profesión que admiro como es la medicina. En él pienso en voz alta y escribo sobre las conclusiones a las que yo he llegado en este momento de mi vida, aunque bien pudiera equivocarme.

Ningún plan nutricional debe seguirse sin consultar previamente a un profesional. Si padeces de cualquier alteración que requiera asistencia, debes consultar a un buen profesional sanitario o nutriólogo de referencia.

Este libro es mi testimonio personal, y contiene mis opiniones particulares, las cuales pueden ser erróneas. Aun así las comparto porque a mí sí me han servido cuando todo lo demás no lo hizo. No pretendo decirle a la gente qué debe hacer o no hacer, tampoco qué debe comer o no comer.

Siempre digo a las personas que escuchen a su cuerpo, ya que éste nos habla con los síntomas y que busquen ayuda como yo he hecho. Y sobre todo que se informen de fuentes que respeten. El cuerpo es sabio y su única función es mantenernos sanos, en sus reacciones hay una gama de respuestas que hay que aprender a interpretar.

Las referencias que haga, como autor de este libro, a diferentes productos han de considerarse en términos informativos y no deben interpretarse como aval o recomendación de dichos productos ya sea de mi parte como autor o del editor.

Admiro a los médicos por su trabajo y creo que son auténticos héroes y heroínas por hacer mucho con poco. Médicos y sanitarios cuidaron amorosamente de mis padres cuando murieron en el hospital y sólo por eso les estaré eternamente agradecido. Todos acabaremos en sus manos, y yo confío en su experiencia y agradezco sus cuidados con amor.

También creo que si bien las medicinas pueden ser invaluables en un momento dado, lo único que puede sanarnos es nuestro propio cuerpo. Aun dejándonos ayudar, es bueno no olvidar que el cuerpo sabe y hace todo el trabajo de sanación. Recibir ayuda de profesionales, y beneficiarse de los avances de la tecnología médica, es un privilegio y una necesidad.

Si alguna persona que lee este libro toma decisiones respecto de su dieta, suplementación, o toma algunas de mis afirmaciones como una instrucción, he de recordarle que lo que ocurra es de su completa responsabilidad.

El material presente en este libro tiene fines meramente informativos y de ningún modo sustituye las recomendaciones y los cuidados de su médico. Su contenido está muy simplificado ya que no es un tratado ni un estudio científico. Disculpa si no profundizo en algún tema de tu interés, a cambio te proporcionaré bibliografía al final de la obra que a mí me ayudó.

Me oirás hablar de una «guerra nutricional» química, y así lo siento. Lo que nos jugamos es la salud y la vida, y los consumidores tenemos todas las de perder. Los títulos de los capítulos recuerdan los títulos de las películas de la saga *Star Wars*. Me tomo esta licencia y libertad para establecer el símil de que nos hallamos involucrados en una guerra, que además de ser planetaria, se libra en cualquier mesa de comedor o cocina.

Al igual que con otros regímenes de pérdida o control de peso, mis decisiones nutricionales descritas en este libro deben tomarse como un testimonio muy personal, no como un consejo. Si alguien decide seguirlos que lo haga después de informarse muy bien y de consultar a un profesional para asegurarse de que son apropiados a sus circunstancias individuales.

Las necesidades nutricionales varían de persona a persona, dependiendo de la edad, el sexo, el estado de salud y la dieta.

El autor y la editorial no se hacen responsables de cualquier efecto adverso que ocurra como consecuencia del uso o la aplicación de la información contenida en este libro.

· 50 AÑOS DE MIGRAÑA ·

Déjame contarte un secreto que nunca he mencionado en mis libros anteriores: entre los siete y los ocho años ocurrió algo inexplicable en mi estado de salud. De pronto llegó un «monstruo» que se sentó a mi lado y se quedó conmigo por espacio de cincuenta años.

Era el «monstruo de la migraña».

A esa edad, empecé a tener episodios de jaquecas severas sin causa aparente, lo que se conoce por migrañas (dolor de cabeza intenso y duradero acompañado de otros síntomas). El dolor de cabeza apareció de pronto en mi vida y sin una causa conocida.

En aquel entonces no podía yo, ni mis padres, imaginar que empezaba un *via crucis* de dolor que duraría cincuenta años en busca de una solución a ese problema. Han sido cincuenta años de padecer una de las dolencias más incapacitantes. Sin contar con más respuesta que analgésicos ineficaces que seguramente no hicieron más que empeorar el problema (jaquecas de rebote y otros efectos secundarios).

Aquello iba a marcar el resto de mi vida.

Mis jaquecas eran intensas y me incapacitaban por completo, normalmente aparecían después del mediodía, ganaban en intensidad de forma imparable y me mandaban a la cama a media tarde. Hasta el día siguiente. Casi siempre iban acompañadas de vómitos, sensibilidad a la luz y el ruido. Para un niño: el fin del mundo.

Las aspirinas y otros analgésicos pronto dejaron de hacerme efecto, cada vez necesitaba dosis más altas, más frecuentes, y sus efectos secundarios me pasaban factura. Gastritis, mareos, eccemas, vómitos. Mi cuerpo se quejaba de esas agresiones, ahora sé que lo estaba agrediendo químicamente y que ése no era el camino.

El bienestar no se consigue declarando la guerra química a tu cuerpo. Lo único que acababa con aquellos episodios migrañosos era una noche de descanso (eso cuando era un niño, después ya de mayor, dejó de ser la solución). Años después, ni siquiera descansar una noche me serviría de nada. Sí, ya de adulto, me acostaba con dolor de cabeza y me levantaba con dolor de cabeza después de una mala noche.

En aquel entonces, tras una noche de descanso, recuerdo que me levantaba como nuevo, eufórico, y agradecido por vivir el final de la pesadilla. La tormenta en una taza había cesado. La pregunta era: ¿hasta cuándo?

Y como persona resucitaba hasta el siguiente episodio, en el que sucumbía de nuevo al dolor. Iba de mal en peor. Y aquello no iba más que a empeorar.

No hace falta que diga que todos los medicamentos para aplacar los síntomas no sirvieron de nada. Llegué a tomar hasta antidepresivos (¡sólo era un niño!), recetados por uno de mis médicos, de las decenas de médicos que visité. Y ninguno pudo ayudarme. Cuando hoy día recorro Barcelona, aún recuerdo, al pasar por delante, los portales de los edificios donde alguna vez fui a visitarme por un médico con mi madre.

Yo era el menor de tres hermanos. También el menos fuerte físicamente. Supongo que cuando fue mi turno, a mi madre no le quedaban muchos recursos ni fuerzas. Siempre fui el más delgado, el más vulnerable y el más sensible a cualquier influencia del entorno. A mis padres les costó mucho sacarme adelante.

De hecho, en mi infancia, por tres veces estuve a punto de morir por causas que no vienen a cuento. Supongo que el cielo quiso que siguiera en la tierra. Desde muy pequeño siempre he tenido la sensación de vivir de prestado. Es por eso que soy muy agradecido, todo lo que ha venido después ha sido de regalo.

Mis frecuentes jaquecas, una o más a la semana, me condujeron a un peregrinaje por incontables consultas de médicos de diferentes especialidades: general, neurólogo, vista, psicólogo, oído… Pero ninguno encontraba el origen de mis dolores de cabeza.

Recuerdo que mi actividad extraescolar era ir al médico, para mí era lo normal. Después del colegio mi madre me llevaba de un médico a otro. Mis doctores (en plural) probaron diferentes medicamentos conmigo: de lo convencional a lo más específico, pero las jaquecas seguían llegando una detrás de otra.

Tal vez la prueba más traumática que sufrí fue la de descartar un tumor cerebral. A los diez años acabé en la mesa del quirófano para que analizaran mi médula espinal y descartaran un tumor. Para verificar, me ingresaron en un hospital y bajo anestesia general me extrajeron una muestra de la médula espinal, una prueba muy delicada. Recuerdo que la cefalea que pasé al despertar de la anestesia fue una de las más duras de mi vida. Para recuperarme de aquella prueba me pasé una semana acostado en la cama porque sólo con levantarme perdía el equilibrio.

Hoy igual sería distinto, pero en la década de los sesenta en España no había mucha tecnología ni sofisticación. El resultado de la prueba: negativo, no encontraron nada. Pero a mí me dolía la cabeza.

Otra prueba inútil consistió en revisarme la vista. Yo no necesitaba gafas pero habría que evaluarlo, dictaminó uno de los médicos. Esta vez la prueba, o tortura, consistía en ponerme unas gotas en los ojos que dilatarían mis pupilas. Eso fue por la mañana, y por la tarde el doctor me examinaría con un aparato de óptica para tal fin. Tras ponerme las gotas, la vista se hizo tan borrosa y desenfocada que necesitaba ayuda para andar.

Aunque no te lo creas, ese día me llevaron al colegio y después al médico; pero resultó que ese día, mala suerte, se le había estropeado el aparato de óptica para examinarme. Pasé en total unas 12 horas casi a ciegas, para nada. Recuerdo que mi madre, desconsolada, me regaló un juguete como premio, con el que no pude jugar porque simplemente no podía verlo con claridad.

Más dolor, más frustración, más pérdida de tiempo y de esperanza... Puedo contar historias como ésta hasta aburrir. Yo sé de primera mano lo que es sentirse un niño defectuoso, limitado, con tara.

Lo bueno de entre lo malo que puedo reconocer ahora es que la debilidad me hizo muy humilde. Sabía que venía de la desgracia y que en cualquier momento podía volver a la más absoluta miseria. Sabía de dónde venía y que podía volver allí de nuevo. En minutos podía declararse una crisis que me dejaba fuera de combate un día entero o más. Ese horizonte no te permite hacer muchos planes y te conduce a vivir en el aquí y ahora, y mañana ya se verá. Por eso, cuando se resolvían mis crisis, me emocionaba y lloraba de agradecimiento.

Sé, desde bien pequeño, lo que es sufrir un dolor insoportable que te taladra la cabeza y que dura horas y horas; y lo que es peor: para lo cual no disponía de ningún remedio eficaz. Me sentía frustrado por no disponer de un remedio. Y si yo me sentía mal, puedo imaginar ahora cómo se sentían mis padres. Impotencia y desesperación. Ver como su hijito pequeño se consumía de dolor en la cama sin mucho que hacer salvo consolarle.

Crecí con el «monstruo de la migraña» a mi lado. Sabiendo que en cualquier momento mi vida de niño, de joven después, como estudiante y en mis actividades de ocio… podía entrar en un *stand by* repentino, lleno de dolor, con la vida aplazada. De mayor sería igual. Siempre disculpándome ante los demás, siempre dando explicaciones que a veces no entendían. Y que interpretaban como excusas. No les culpo, cuando no has pasado por algo semejante es imposible hacerse una idea de lo que supone.

Es preciso señalar que el dolor de cabeza es la tercera causa de absentismo escolar, pero algunos aún creen que es una excusa nada más, salvo que sea migrañoso. Supongo que quien lea esto, y haya pasado algo parecido, sabe de qué estoy hablando.

Alguien me dijo que un niño con migraña tiene todas las probabilidades de seguir sufriéndola de adulto (sobre un 65 por 100 de posibilidades). Menudo panorama.

Con el pasar de los años, por un lado fui asumiendo que era mi naturaleza, mis genes, el ADN y todo ese rollo. Y que moriría con el «monstruo de la migraña» tras acompañarme toda la vida. De hecho, muchas veces pensé que la muerte debería ser algo muy bueno porque me libraría del dolor de cabeza. La perspectiva de morir tenía una gran ventaja: dejar de sufrir.

Por un lado, como decía, me conformaba y lo aceptaba. Al fin y al cabo, muchas personas sufrían de lo mismo y el mundo seguía dando vueltas. Investigué y vi que muchos personajes de la humanidad habían sufrido jaquecas. Yo era uno más, nada que objetar.

Pero por otro lado, me resistía a creer que el sufrimiento, y la enfermedad en general, son normales o incluso aceptables. Así que exploré en la medicina alternativa, ya desengañado de la medicina convencional.

Lo probé casi todo: reiki, hipnosis, acupuntura, fitoterapia, osteopatía, masaje, medicina tradicional china, homeopatía, flores de Bach, reflexoterapia, EFT, par biomagnético, quiropráctica, yoga, y diversas terapias energéticas que ni recuerdo. Imagina el dinero y tiempo gastado. No digo que no funcionen, sino que no lo hicieron con mi problema.

Algunas disciplinas me ayudaban puntualmente, pero no me «curaban». Otras no me servían de nada. Llegué al absoluto hartazgo después de gastar mucho tiempo y dinero sin conseguir resultados. Más frustración y desesperación.

Leí docenas y docenas de libros sobre el tema del dolor de cabeza pero su enfoque era muy mental o científico, nada que destacar. Acabas sabiendo lo que ocurre pero no por qué ni cómo resolverlo. Súmalo al presupuesto anterior.

Un día en el que ya nada esperaba (la aceptación es también una medicina, al menos para el ego), cayó en mis manos un ejemplar de la revista *Discovery Salud*, una publicación muy transgresora, con un artículo que no parecía tener nada que ver conmigo: el gluten. Pero sí tenía aunque en ese momento yo no lo sabía.

Gracias a aquel artículo, hoy existe este libro.

Descubrir que el gluten podía tener vinculación con el dolor de cabeza encendió la bombilla. Mi investigación me tomó un año y me condujo a eliminar muchos de los alimentos que son generalmente considerados sanos y que, en realidad, estaban creándome serios problemas en mi sistema digestivo. Una vez el sistema digestivo está afectado, los síntomas se hacen notar, por ejemplo, en la cabeza como era mi caso.

Estaba explorando una nueva línea de investigación que iba a llevarme a resolver el caso. Yo era como Sherlock Holmes o Hercules Poirot tratando de resolver un misterio (nutricional).

También descubrí que debía mejorar mi estilo de vida (simplificar y reducir el estrés) y, además, suplementar a mis células carentes de los nutrientes indispensables que no obtenía con los alimentos.

De todo esto te hablaré en este libro.

La alimentación era un terreno inexplorado que ahora investigaba. De hecho, ninguno de los doctores que consulté se interesó mucho por lo que comía o dejaba de comer. Entiendo que en medicina no se profundiza en la alimentación y que los médicos confían más en los fármacos que en los alimentos como medicina. Pero me cuesta entender que no sean curiosos al respecto.

Una prueba llevaba a otra, un indicio se convertía en una revelación. Entonces descubrí, por mis propios medios, el foco del fuego que consumía mi bienestar:

- síndrome del intestino permeable
- intolerancia al gluten
- intolerancia a la histamina
- inflamación crónica

Por fin, había identificado a los sospechosos de causar mi problema. Y al parecer, yo padecía de eso, todo a la vez. Oh Dios mío (OMG).

Es como si entrase la luz en una habitación que había estado a oscuras por cincuenta años.

La revista que mencioné (*Discovery Salud*, disponible on line) basaba su artículo en la experiencia de un médico de Estados Unidos (Dr. David Perlmutter) y, como este doctor tenía varios libros publicados, los leí. La lectura siempre me ha ayudado en todos los aspectos de la vida, y una vez más estaba a punto de resolver mi mayor desafío.

Un libro me llevó a otro libro. Leí incansablemente sobre salud, y el fruto de las experiencias que crearon en mí aquellas lecturas es este libro.

Por si no lo sabías, el «intestino permeable» es una disfunción de la capa que separa el tubo digestivo del sistema inmunitario. Llegas a eso tras mucho gluten, muchas medicinas que eliminan las bacterias buenas en el sistema digestivo, y muchos alimentos inflamatorios (la lista no es precisamente corta). De ahí a desarrollar una enfermedad autoinmune hay unos pocos pasos. Por fortuna, no he desarrollado ninguna, pero me tomo todo este asunto como algo prioritario.

El principio es el mismo: el cereal, ciertos medicamentos… dañan las paredes del intestino, y a la vez se destruye el equilibrio de la flora intestinal (microbiota, para ser exactos), y a partir de ahí las intolerancias, las alergias y las enfermedades autoinmunes son lo siguiente.

He tenido suerte, no soy celíaco (lo cual es la forma más extrema de intolerancia al gluten). Ya ves, con todo me siento afortunado, habría podido ser mucho peor.

En mi caso, probablemente, tantos años de tomar analgésicos para el dolor de cabeza habían diezmado mi microbiota, creando así problemas adicionales como el intestino permeable y la hipersensibilidad al gluten y las lectinas, lo cual acababa creando más y más jaquecas… y así en un bucle sin fin. A más analgésicos, como el ibuprofeno o el paracetamol, de los cuales llegué a tomar toneladas, peor salud intestinal, más complicaciones en el tracto digestivo, peor salud… y mis cefaleas seguían sin desaparecer. Todo lo contrario: se cronificaban.

De lo que se revela lo inútil de mi proceder: si me dolía la cabeza iba a la farmacia para que me dieran un analgésico. Hacía lo que los médicos me habían indicado. Era obediente. Éste es el error que cometen la mayoría de las personas, escuchan a otros sin escucharse a sí mismos. No hay culpables, sólo inconsciencia. En descargo de todos, diré que la medicina y la industria farmacéutica nos han entrenado a todos para comportarnos de este modo.

¿Qué pasa si el organismo se inflama? En caso de no detener la inflamación, el riesgo de sufrir una enfermedad autoinmune grave, o una enfermedad neurológica, es alto. Y sí, todos somos intolerantes al gluten y al cereal moderno, en mayor o menor grado, y a todos termina por afectarnos de alguna manera a largo plazo. El 99% de los afectados no lo descubren, no tienen sintomatología, hasta que aparece el gran problema.

De nuevo considero que he estado de suerte: los síntomas tal vez me hayan salvado de males mayores e incluso la vida.

¿Qué pasa si se daña el intestino? Naturalmente, te darás cuenta que nada bueno. Si los intestinos son permeables sometes a tu organismo a ciertas sustancias que no deberían haber traspasado el tubo digestivo. Simplemente no deberían haber llegado a tu flujo sanguíneo porque son tóxicas. No quiero adelantarme a lo que te revelaré en los próximos capítulos. Sigue conmigo y entenderás la magnitud del problema que afecta a todas las personas con síntomas o sin ellos.

Había dado con la causa. Ahora tocaba aplicar la solución y créeme no resulta nada fácil. Pero ya me conoces, amo lo difícil así que me volqué en cuerpo y alma.

Un día de desesperación total, me prometí que si daba con el remedio contra el dolor de cabeza escribiría un libro para ayudar a personas tan o más desesperadas que yo. Este libro es mi promesa cumplida. Si tan sólo he nacido para sufrir primero y para ayudar a otros después, mi vida será gloriosa.

Lector, puedes prestar este libro a las personas que quieras, pues no lo escribí para mi beneficio, sino para el de las pobres personas que como yo sabemos demasiado bien lo que significa el dolor de cabeza. Haz que corra de mano en mano. Este libro es un voto, una penitencia, una promesa cumplida, una deuda saldada. Es una promesa a Dios.

No hice todo el camino a solas. Sólo una parte.

Encontré un centro médico de «medicina integrativa» que combina la medicina convencional con las terapias complementarias validadas científicamente y seguí avanzando. También empecé a visitar regularmente, como terapia preventiva, un centro de medicina ayurvédica. Me dejé ayudar por manos amorosas que cuidaron de mí.

Y contaba además con la sabiduría de los autores y autoras, doctores de una nueva medicina, que leí sin descanso durante tres años. Doy gracias a todos ellos, son mis ángeles de la guarda.

Y aquí está el libro, promesa cumplida, deuda saldada.

Lo que sigue es lo que descubrí en mi investigación durante estos tres años –cincuenta años después de que el problema empezó– y que ha resuelto mi migraña. Lector, han sido cincuenta años de dolor, búsqueda incesante, frustración, y finalmente de hallazgo. Valió la pena no rendirse.

Se lo debía a mi niño interior pues un día yo, el adulto que soy, le prometí que cuidaría de él y que no permitiría que nada le dañase. Le dije al oído que le amaba, le abracé en silencio y le prometí que resolvería ese problema. Fui al futuro, me sané y regresé al pasado para mostrarle que iba a estar bien. No le he fallado. Si tienes algún problema en la vida, comprométete con tu niño o niña interior y resuélvele el problema. Sólo es un niño y sólo te tiene a ti. No le falles.

Si te preguntas si aún tengo alguna crisis, te diré que sí pero muy pocas y muy suaves, no son incapacitantes. Ahora sé por qué ocurren, identifico la causa en una indulgencia puntual. Pero son de baja intensidad y puedo revertirlas y controlarlas con extrema facilidad. Han sido muchos años de investigación, probando en mí mismo lo inimaginable.

Antes vivía en estado de premigraña o de migraña el 100% de mi tiempo. Ahora experimento una claridad mental espectacular que me permite vivir al 100% de intensidad desde un nivel de energía y bienestar que yo desconocía (o que había olvidado).

Nadie me lo dio, nadie me curó, yo lo conseguí con mi inquebrantable voluntad de conseguirlo; y sobre todo, con mi decisión de no rendirme nunca. Por desgracia, hoy mis padres no viven para poder contárselo y celebrarlo juntos.

Compartiré contigo los cambios en mi alimentación, en mi estilo de vida, y en mi suplementación que hicieron una enorme diferencia en mi condición. Aún me cuesta creerlo, pero mi nivel de bienestar y energía se han disparado hasta lo inimaginable. Quisiera que todo el mundo se beneficiara de ello. No sé si lo que descubrí es también para ti, no soy ni medico ni terapeuta, pero yo lo comparto contigo de todos modos.

Mi deseo es que te beneficies de lo que yo aprendí en mi proceso para acabar con la tormenta cerebral de la migraña. Si el dolor de cabeza no es tu problema, felicidades (no sabes de lo que te has librado), pero sigue leyendo porque este libro contiene información igualmente muy buena para cualquiera que desee la salud vibrante y la juventud radiante.

Lo que descubrirás en este libro no sólo me libró de las jaquecas, sino que me condujo a un estado de salud nunca antes conocido por mí; y a rejuvenecer mi aspecto físico. Muchas personas de mi entorno me preguntan cuál es mi secreto de salud y juventud abundante, me confiesan que me ven más joven, mejor que nunca. Voy a revelarlo todo en este libro.

Cuando me preguntan y conocen mi edad, siempre se sorprenden. En el año de publicación de este libro cumplo 60 años. La foto de la portada es de ahora, cumplidos ya mis 59 años. Me suponen quince años más joven (ahora entenderás el título de este libro). Y lo extraordinario es que me encuentro mejor que en cualquier momento de mi vida antes. Mejor que en mis 10's, 20's, 30's, 40's, y 50's.

Imagina que al cumplir cincuenta o sesenta años se abre un abismo entre la edad biológica y la edad cronológica… de esto va este libro, de *hackear* el código del bienestar y la juventud.

¿Estás listo?

Vamos a por ello.

• EL GRAN PROBLEMA •

En cada país del mundo, hay millones de personas que sufren migraña (dolor fuerte y pulsátil de cabeza que afecta, generalmente, a un lado o una parte de ella y a menudo acompañado de fotofobia y vómitos) y diferentes tipos de cefaleas. En mi país, España, unos 5 millones de personas están afectadas por el dolor de cabeza. En Estados Unidos hay más de 30 millones de afectados. Y México es el país latino donde más incidencia tiene del continente, hay unos 20 millones de afectados. Le siguen en el continente: Ecuador, Venezuela, Colombia…

¿Puedes imaginar cuánto sufrimiento se padece cada día en el mundo por esta causa?

En general, se estima que entre un 18-12% de mujeres y un 8-6% de hombres los sufren (varía según la estadística), y también un número indeterminado de niños. Es el dolor más frecuente, el que se tarda más en diagnosticar y también el más incapacitante. Supone un gasto multimillonario para la sanidad pública y un lucro cesante en la economía imposible de calcular. Casi la mitad no está diagnosticada, y la automedicación es la norma. En fin, un escenario de sufrimiento interminable que afecta a millones de personas cada día en todo el mundo y que tiene diversas causas.

En este libro te hablaré de mi solución aunque sé que es muy particular y que, al existir varias causas de esta dolencia, cada uno deberá identificar las suyas. Aun así, mi estrategia antimigraña puede ser muy útil a todos. Si la experiencia de éxito que yo he experimentado puede servir a algunos millones de personas, mi vida habrá tenido pleno sentido. Me conmueve el dolor en los demás porque sé de primera mano lo que supone.

Si éste no es tu problema, sigue leyendo porque el Gran Problema es mucho mayor (va más allá de la migraña) y afecta a todo el mundo en mayor o menor grado (o lo hará tarde o temprano). Si no te duele la cabeza, genial, pero seguro que quieres conservar tu salud y prolongar tu juventud.

De eso va precisamente este libro.

Y voy a sorprenderte.

El Gran Problema se llama inflamación crónica

Te mostraré en qué consiste y cuáles son sus efectos en la salud. En esta lectura vas a descubrir que muchas de las enfermedades autoinmunes que asolan a la humanidad (al igual que la migraña, que es una inflamación del cerebro) provienen en primera instancia de una «alimentación inflamatoria» con efectos demoledores.

El Gran Problema es que la humanidad está inflamada, y cuando la inflamación es crónica, la enfermedad es inevitable. Y el cómo se llega a la enfermedad es lo inquietante: el sistema inmune enloquece (básicamente por una alimentación demente) y ataca al propio organismo, se llama «condición autoinmune». Recuerda bien su nombre porque es la epidemia que azotará a la humanidad en las próximas décadas. Y existen más de cien enfermedades autoinmunes.

Acompáñame en esta lectura, no te separes de mí, porque voy a revelarte un Gran Problema que puede ya estar afectándote (lo sepas o no), o que puede hacerlo en algún momento durante el curso de tu vida. A la vez, te descubriré la alimentación antiinflamatoria que equilibrará tu sistema inmunitario.

Estamos en estado de guerra. Sí, has leído bien: estamos en estado de guerra contra la enfermedad y su aliado número uno es la industria alimentaria. En Estados Unidos llaman *Big Food* y *Big Farma* (Industrias de Alimentación y Farmacéuticas) a los dos *lobbies* que controlan nuestras vidas sin que el ciudadano promedio lo sospeche. No menosprecies al enemigo.

No bromeo, la humanidad afronta un desafío que hará que evolucione como especie o que involucione. Para entender esto basta observar el presupuesto de sanidad comparado con el presupuesto bélico y veremos contra qué estamos luchando.

En Estados Unidos, por ejemplo, se destina un 18% del PIB del país a la sanidad y un 3% del PIB a sus ejércitos. En España se destina un 6% del PIB a sanidad y un 1% del PIB a defensa. ¿Está claro dónde está el conflicto? Como ves, estamos en guerra con la enfermedad. La enfermedad es el enemigo real.

Analiza las noticias, habla con la gente, revisa las estadísticas… Hay enfermos en todas las casas. ¿Te parece normal? ¿Es que nadie se da cuenta de que padecemos una auténtica epidemia de enfermedades? Y no, no es normal aunque sea frecuente, no deberíamos aceptar lo inaceptable. Tampoco te creas la falacia de que: «Como vivimos más años, hay más enfermos». Vaya tontería.

Como estoy seguro, ya sabrás que hay un elefante en la habitación, pero del que nadie habla: la autoinmunidad. Es la condición por la que el sistema inmunitario ataca las células sanas del propio cuerpo por confusión. Y no es que el cuerpo haya olvidado cómo cuidar de sí mismo, o haya enloquecido, sino porque los hábitos alimenticios erróneos, la contaminación química y el estrés (entre otras muchas causas) han conducido al sistema inmune al completo caos.

Las enfermedades autoinmunes pueden afectar muchas partes del organismo. ¿Te suenan las siguientes? Enfermedad de Crohn, colitis ulcerosa, diabetes 1 y 2, artritis reumatoide, lupus, psoriasis, celiaquía, enfermedad de Graves, tiroiditis de Hashimoto, osteoporosis, enfermedad de Addison, vitíligo, Alzheimer, Parkinson, demencia, esclerosis múltiple, enfermedad de Guillain Barré, ELA, fibromialgia, etc.

Por no hablar de otras epidemias mundiales como: obesidad, cáncer, enfermedades neurodegenerativas, depresiones, asma, autismo, alergias, etc. He encontrado estadísticas escalofriantes: para el año 2050 el 50% de la población humana padecerá cáncer en algún momento de su vida, el 95% tendrá sobrepeso y el 66%, diabetes… Quién sabe ahora cómo será el futuro, pero me queda claro que vamos a peor de forma exponencial, es una realidad, no una estimación.

¿A alguien le parece normal que el adulto promedio aumente de peso entre 0,2 kg a 1 kg por año? ¡Por año!

Si es verdad que hubo un tiempo en el que la humanidad luchaba por no morir de hambre, me temo que nos enfrentamos a una nueva era en la que el riesgo es morir debido precisamente a la sobrealimentación.

Quién sabe si la generación que sigue vivirá menos tiempo que la anterior simplemente por nuestra mala cabeza a la hora de comer. Procura que lo que mata tu hambre no te mate a ti.

Memoriza este dato: el sistema digestivo acoge el 80% del sistema inmunitario. Aquí está la clave para resolver infinidad de enfermedades, si no todas. Pero aun sabiéndolo la alimentación no parece recibir demasiada atención.

Hoy se conoce que si el sistema digestivo se daña, el sistema inmunitario no puede hacer su trabajo eficazmente, más aún puede crear el absoluto caos (autoinmunidad). Y es fácil entender que, cuando el sistema inmunitario no hace su trabajo, las enfermedades conquistan el organismo.

- *Gran Problema*: inflamación crónica.
- *Sospechosos*: granos, azúcares, lácteos, legumbres… Hay además muchos cómplices.
- *Modus operandi*: la inflamación crónica; es decir, una dieta inflamatoria. A la que se suman las toxinas a las que nos hallamos expuestos, el estrés, el uso indiscriminado de medicamentos, los excesos con los antibióticos… Una guerra química que crea un cuadro de disfunciones intestinales que acaban afectando al sistema inmune.
- *Causas*: intestino permeable, la anomalía digestiva que permite pasar alimentos parcialmente digeridos al torrente sanguíneo. Y es condición al desarrollo de un trastorno autoinmune.
- *Consecuencias*: una vez el sistema inmune entra en el puro caos, se produce una lista inacabable de sintomatologías y alteraciones de la salud. La epidemia autoinmune está servida.

Cuando me refiero a inflamación, me refiero a un incendio. Estamos en llamas. Nuestra salud arde.

La inflamación es un mecanismo natural del cuerpo para combatir una infección o para gestionar sustancias que le irritan. Una inflamación es una estrategia de defensa: fuego, ardor, llamas, y con ello tratar de acabar con lo que perjudica al cuerpo. La inflamación sana es como la fiebre, es un exceso para sanar el cuerpo. Hasta ahí, una reacción puntual necesaria y normal.

Lo malo es cuando se convierte en crónica, inflamación día sí y día también, de modo permanente. Ese fuego acaba quemándolo todo. Éste es el problema que crea la mayoría de enfermedades, desde las más leves hasta las mortales.

En el intestino te juegas la salud

Si el sistema digestivo está sano, el sistema inmune puede hacer bien su trabajo. Pero la inflamación crónica, debido a una incorrecta alimentación, acaba afectando la estructura y salud del intestino; y por tanto, desestabilizando el sistema inmune. No es que haga una huelga al estilo occidental, sino al contrario: hace una «huelga a la japonesa», es decir: trabaja de más. Esa hiperactividad de las defensas acarrea una enfermedad autoinmune (el cuerpo ataca al propio cuerpo y no tanto al agresor).

Durante años hemos castigado el intestino con un exceso de medicamentos (incluidos los antibióticos), comida basura, aditivos presentes en la comida, y una lista de alimentos muy frecuentes y desaconsejables que te revelaré…, todo lo cual produce el «síndrome del intestino permeable». Es el inicio de infinidad de problemas de salud y síntomas tales como la migraña y el dolor de cabeza.

El síndrome de intestino permeable es la epidemia moderna que crea problemas digestivos y autoinmunes. Los médicos convencionales no dedican mucha atención a la salud intestinal, que es la clave para el buen funcionamiento del sistema inmune.

Por ejemplo, un solo ciclo de toma de antibióticos de amplio espectro puede acarrear una destrucción masiva de la flora intestinal o microbiota. La recuperación puede tardar años, y aun así algunos de los microorganismos no se recuperarán nunca. Un solo tratamiento antibiótico puede afectar el microbiota para el resto de la vida.

Adiós microbiota, adiós salud.

Pero eso no es todo, la lista de daños es mayor: permeabilidad del intestino, sobrecrecimiento de bacterias, levaduras, decaimiento del sistema inmunológico… Sé que tomar antibióticos es muchas veces imprescindible (a mí me salvaron la vida, una de las tres veces que estuve al borde de la muerte), pero tienen un precio.

A modo de metáfora, es como talar un bosque entero para apagar un incendio. Sin duda, los antibióticos han salvado muchas vidas, como la mía, pero también han arruinado la salud intestinal de muchas personas. Como norma, hay que tomarlos sólo cuando sean imprescindibles y nunca por autoprescripción.

El uso indiscriminado de antibióticos, los medicamentos sin control, los tóxicos medioambientales, los aditivos en la comida, algunos ingredientes de los cosméticos, el estrés y una alimentación incorrecta... son responsables de sabotear la salud intestinal. A partir de ahí, puedes esperar cualquier cosa.

Antes de utilizar antibióticos, es mejor hacerse la pregunta: ¿son realmente necesarios? Usarlos por sistema e indiscriminadamente es atentar contra la microbiota, con lo cual se está consiguiendo pan para hoy pero hambre para mañana. Como ahora sabes, la afectación de la flora intestinal ocasiona diversos problemas de salud. También la migraña.

El Gran Problema se agrava con un intestino, y una barrera hematoencefálica, permeables. Imagina que los tóxicos no eliminados de forma natural llegan a tu cerebro. No puedes esperar nada bueno. Las consecuencias son muchas y ninguna te gustará. Yo he sido de los afortunados: ¡sólo migraña! (con origen en un intestino permeable, intolerancia al gluten y la intolerancia a la histamina).

Otras personas, menos afortunadas, han desarrollado: alergias, artritis, lupus, eccemas y peligrosas enfermedades degenerativas de la mente y de las articulaciones. ¿Sigo?: autismo, diabetes, epilepsia, esclerosis múltiple, ansiedad, depresión, esquizofrenia, bipolar, tics nerviosos, TDA, TDAH, ELA... y una lista interminable. ¿Es normal que en los últimos diez años se haya multiplicado por diez la diabetes en el mundo? En una década más, se esperan 500 millones de diabéticos diagnosticados en el mundo y otros tanto en la antesala.

mala alimentación —> intestino permeable —> toxinas en sangre —> estrés hepático —> acumulación de toxinas —> inflamación crónica —> enfermedad

Esta cadena se resume así:

mala alimentación —> enfermedad

Cuando el tubo digestivo presenta fisuras, alimentos parcialmente digeridos y sustancias que debían eliminarse y excretarse acceden al organismo, a través de las paredes del intestino, al torrente circulatorio. Imagina el peligro que ello puede llegar a suponer. Sin duda alguna, el síndrome del intestino permeable es el origen de los trastornos inmunes.

Los tóxicos en la sangre ponen en alerta al hígado, que ahora tendrá un trabajo extra para eliminar todas esas toxinas intrusas; y como no podrá con todas, las toxinas se acumularán creando inflamación. Así es como se desencadenan todo tipo de intolerancias, el caldo de cultivo para infinidad de enfermedades.

La autoinmunidad una vez activada, se puede combatir de diferentes formas. Pero para revertirla es preciso reducir la inflamación y aumentar la función inmunitaria.

La estrategia óptima incluye:

- desinflamar el organismo
- reducir la toxicidad acumulada
- sanar el tubo digestivo

La alimentación antiinflamatoria sale al rescate

Para sanar el tubo digestivo contamos con la L-glutamina, un aminoácido esencial que regenera las células de forma rápida y ayuda a sellar las aberturas del revestimiento del intestino delgado, con lo que se eliminan los síntomas y los peligros asociados de la permeabilidad. Disponible como suplemento.

Una dieta antiinflamatoria, un cambio de alimentación libre de azúcares y la suplementación de L-glutamina (en polvo) revierten esa condición en dos o tres meses. En mí hizo una diferencia abismal, y es un suplemento al que vuelvo cada año, tomándolo durante unos meses.

¿Y los genes? ¿No tienen nada que ver en todo esto? Creo que se sobrevalora el factor genético, y según leí en alguna parte, en el asunto que nos ocupa, se estima que un 25% sí tiene origen genético, pero el 75% sí admite corrección. Por norma, huyo de diagnósticos que se enfocan en los genes y el ADN y se enfocan en la epigenética.

Además, hoy sabemos que podemos influir en los genes y modificarlos. Es una nueva ciencia y se llama «epigenética». Y a lo que vamos en este libro, algunos factores ambientales, como la nutrición, pueden iniciar procesos que lleven a cambios en el epigenoma. Dicho esto, sí creo que influyen en una parte los genes, y por otra parte el grupo sanguíneo al que cada persona pertenece, además del linaje de los ancestros.

Pero en lo que más creo es en el aforismo: «Cambia la alimentación para construir un nuevo yo».

En mi proceso de activación de la salud vibrante, he estudiado libros y más libros (en la bibliografía te indico cuáles son los que han creado una gran diferencia en mi estado de salud y bienestar), y llegué pronto a la conclusión de que el problema de mis jaquecas no estaba en mi cabeza, ni en mis genes, ni en la mala suerte…, concluí que estaba en lo que se llama «el segundo cerebro»: el sistema digestivo.

Uniendo piezas del rompecabezas, recordé que el tema de la dieta no parecía ser muy importante en las conversaciones con las docenas y docenas de médicos y terapeutas alternativos a los que había recurrido en el pasado.

De hecho, la recomendación más general que recibí era que «comiera de todo, de forma equilibrada y sin excesos». No es un mal consejo, pero tampoco me parece una gran pauta. Para recomendar eso no hace falta estudiar tantos años, ¿verdad? Imagina que un asesor financiero le aconseja a su cliente: «Invierte en un poco de todo, de forma equilibrada y sin excesos»…, supongo que el cliente no volverá a pagar por semejante asesoría.

Como decía, creo que se había omitido un factor importante: la alimentación; y no tanto por si era buena, regular o mala, sino por el efecto que podía crear en el sistema digestivo. Cuando se elimina la alimentación como factor en la ecuación de la salud y el bienestar se comete un error que hará que esa ecuación nunca cuadre. No es posible la salud sin una alimentación sabia.

Recurrí a la medicina funcional y descubrí que padecía de «síndrome de intestino permeable». Y vinculado a ello: «intolerancia al gluten» y también «intolerancia a la histamina». Menudo panorama.

La intolerancia o hipersensibilidad al gluten, que es muy, pero que muy frecuente, es distinta a la celiaquía (que es una condición autoinmune). La celiaquía, por suerte, es más rara (aunque aumenta a ritmo de epidemia). En mi país, España, hay cerca de un millón de celíacos, un

1-2% de la población. Sobre el 1% de Estados Unidos y España, y hasta el 3,5% en México. ¡Socorro!

Pero eso no es todo, hay otras intolerancias vinculadas a la inflamación, como la intolerancia a la histamina. En esto tengo experiencia. Y si te preguntas cuántos alimentos llevan una carga de histamina (la añaden) o hacen que el cuerpo la libere, te diré que muchísimos, más de los que te puedas imaginar. La vida de una persona intolerante al gluten y a la histamina es muy difícil porque sus opciones a la hora de alimentarse se reducen drásticamente. Lo sé porque yo pertenezco a ese club.

Pero no lo supe hasta bien tarde. No me diagnosticó ningún médico, sino que tuve que descubrirlo yo por mi cuenta. El sistema de prueba y error no falla, adicionalmente me hice un caro test sanguíneo de intolerancias para validar hasta 200 alimentos.

Cada vez que visito un restaurante, no sólo he de pedir la carta sin gluten, sino que además debo descartar alimentos con un índice elevado de histamina (me ayudo con una app en mi *smartphone*). Y adicionalmente, descartar además los alimentos que suponen una carga de carbohidratos importante. No es tarea fácil, pero el riesgo es grande…, al precio del cubierto he de añadir el de una jaqueca si no soy cuidadoso en este extremo.

Para mí, una carta o menú de restaurante es el mapa de un campo de minas antipersona (migrañosa).

Cinco soluciones y tres estrategias para resolver el Gran Problema

En este libro encontrarás mis cinco soluciones, no sé si van a serlo para otros, pero yo ofrezco mi testimonio sobre cómo conquisté el bienestar (ascendí a cotas nunca antes conocidas por mí) y la salud vibrante, además de activar la juventud radiante y librarme del dolor de cabeza.

Mis cinco soluciones:

1. Cambio de alimentación radical
2. Ejercicio inteligente
3. Minimalismo para reducir el estrés
4. Mejora del sueño/descanso
5. Suplementación de calidad

Los puntos 1 y 2 consiguen curar el sistema digestivo, potenciar el sistema inmunitario, aliviar la carga tóxica, tratar infecciones y nutrir las células. Un cuerpo esbelto, el peso justo, una mente lúcida y energía vibrante.

Los puntos 3 y 4 consiguen aliviar el estrés, elevar el metabolismo. Agilidad y fuerza. Una presencia llena de paz.

El punto 5 consigue un apoyo científico para la mejora nutricional. Una apariencia radiante y rejuvenecida. Piel con mejor apariencia.

Cuando el sistema inmune se relaja (menos: tóxicos, estrés, inflamación…) cesa el caos, deja de atacar al propio cuerpo y puede por fin hacer bien el trabajo para el que fue diseñado: eliminar las amenazas externas reales. La salud interna del cuerpo se refleja en el cuerpo y el aspecto es radiante.

¿Y cómo se consigue reequilibrar el sistema inmune?

Con tres estrategias que se resumen en «Las 3 R»:

1. Retirar alimentos (que dañan el intestino)
2. Reparar el intestino (con suplementación)
3. Reequilibrar la microbiota (con probióticos)

Me gusta recordar esta cita del padre de la medicina, Hipócrates: «Todas las enfermedades empiezan en el estómago». Exacto, la alimentación es medicina o veneno. No todo lo que se puede comer es bueno para el organismo humano. Hay alimentos que nutren y otros (y se venden en cualquier supermercado) intoxican.

La experta en nutrición «Food babe» lo expresó muy acertadamente en una metáfora: «Los productos procesados envasados en cajas, latas, frascos o cualquier tipo de recipiente no son más que ataúdes llenos de alimentos muertos». Y añade: «Todos ellos embalsamados con conservantes perjudiciales». Puedo entender que te entren ganas de vomitar, no es para menos.

Piensa un poco, una lata que no caduca hasta tres o más años después de empacarse no puede ser nada bueno para el cuerpo. Es comida momificada. Los alimentos con fecha de caducidad no son alimentos. ¿Cuándo vamos a despertar de la hipnosis colectiva a la que nos someten?

Cuando las personas aprendan a rechazar aquello que les perjudica, su salud y bienestar entrarán en una dimensión nunca conocida. La salud perfecta. Así ocurrió conmigo, pasé de una situación insostenible al bienestar radiante en mis sesenta como nunca antes había experimentado. Hoy puedo decir que vivo el mejor momento de mi vida, sin comparación con lo anterior. Nunca me había sentido tan bien y tan lleno de energía vital como ahora.

Y quiero compartir contigo mis secretos, mis soluciones y estrategias.

Lo desarrollaré todo en este libro, quédate conmigo hasta el final.

En un mundo ideal la salud sería lo normal

No me creo que estar mal sea lo normal. La enfermedad es una auténtica anomalía, algo antinatural. La vejez no debería ser un valle de lágrimas, sino una etapa vital plena y de bienestar fruto de una vida saludable.

Imagina que descubres que casi todo lo que te enseñaron sobre nutrición no sólo estaba equivocado, sino que es precisamente lo que te ha creado innumerables problemas de salud…

Imagina, además, que puedes revertir una multitud de síntomas molestos que eran crónicos.

Imagina que conviertes la alimentación en medicina.

Imagina también que pasas de curar a prevenir.

Imagina que tu mente experimenta una claridad desconocida.

Imagina que tu nivel de energía y bienestar se dispara.

Imagina que puedes bajar de peso rápidamente sin pasar hambre.

Imagina que el cosmético *antiaging* más poderoso estaba en tu cocina.

Imagina rejuvenecer al cumplir años.

Deja de imaginarlo y experiméntalo.

Sigue leyendo hasta el final porque te revelaré lo que he descubierto –y comprobado por mí mismo– como la fuente de salud vibrante, bienestar y juventud radiante. En este libro descubrirás una alimentación y estilo de vida con resultados impresionantes en la salud vibrante y la juventud duradera (y sin efectos colaterales indeseables).

No puedo garantizar resultados (si los obtienes, envíame un email con tu testimonio), pero sí puedo asegurar que mi vida ha cambiado por completo, y ahora te contaré cómo sucedió.

• LA AMENAZA CEREAL •

Según explica la Biblia, Dios expulsó a Adán y Eva del paraíso tras cometer el pecado original y tomar el fruto del árbol del bien y del mal. Y les dijo: «Ganarás el pan con el sudor de tu frente». ¿Por qué se refirió al pan y no mencionó, pongamos por caso, las croquetas o el flan?

Hay un tema con el cereal, y viene de lejos. Ni lo dudes.

Mi interpretación, libre, y muy particular, del castigo original es que el ser humano iba a pasar de recolector-cazador (frutas y verduras) a agricultor-ganadero (cereal y lácteos). Es decir, del cielo al infierno nutricional. El inicio de la era agrícola, el peor error para la salud de la humanidad en su historia.

Pasar de la manzana al cereal significó pasar de la salud a la enfermedad.

La expulsión del paraíso.

No se me ocurre un castigo peor.

La «pirámide nutricional» es la tumba de la salud

Una de las mentiras más grandes e insidiosas de la historia alimentaria: situar el cereal en la base de la pirámide nutricional elaborada en el año 1992. Algo que debería considerarse un crimen contra la salud de la humanidad. Es increíble que un simple esquema haya creado la mayor epidemia de obesidad de la historia de la humanidad.

Por suerte, se corrigió en la nueva pirámide nutricional de 2005 (Mypyramyd) y en la de 2011 (Myplate), aunque demasiado simplificadas, colocando frutas y verduras en la base y el grano en el vértice. De todos modos estas recomendaciones se hacen desde organismos agrícolas y no sanitarios. ¿Ves la razón del engaño? Aun con los cambios, la original de 1992 sigue campando a sus anchas por escuelas y centros médicos.

Pero hasta que la mentalidad de la persona promedio no lo asimile, pasarán décadas. Muchas ya enfermaron y otras enfermarán debido a ese pésimo consejo nutricional que sigue vigente en las mentes de los consumidores.

Sí, la pirámide nutricional de los noventa es uno de los errores más graves que ha cometido la especie humana y que la ha conducido a las actuales epidemias de obesidad y de muchas otras enfermedades.

Del mismo modo que la maldición del faraón Tutankamon alcanzó a los que violaron su tumba, la maldición del trigo moderno alcanzará, tarde o temprano, a todos los que consumen Frankenstrigo. El enemigo número uno de tu salud.

Me gustaría compartir contigo un hecho y es que los cereales plantean un problema: el gluten. Y el gluten altera el revestimiento del intestino delgado dificultando la absorción de algunos nutrientes (desnutrición); y lo que es peor, permitiendo que sustancias tóxicas pasen del intestino al torrente sanguíneo, y por ende, a todo el organismo.

S.O.S. (Save our Souls)

Gluten: la proteína de destrucción masiva

La palabra *gluten* significa 'pegamento'. ¿Salivas? Claro que no, un pegamento no anima el deseo de ingerirlo. ¿Por qué actúa así?, porque aglutina y se comporta como una cola, da consistencia, y por ello se incluye en muchos alimentos como aglutinador. En pocas palabras, los cereales, como carbohidratos que son, suponen la gran catástrofe de la alimentación moderna. Un error de criterio que nos ha conducido a la epidemia de obesidad y diabetes actual.

No creo que la mayoría de obesos lo sean porque comen demasiado, sino porque comen alimentos equivocados.

Hasta donde yo sé, el gluten es una proteína amorfa que se halla en la semilla de cereales tales como el trigo, la cebada, el centeno, el triticale, la espelta, y de híbridos y de sus derivados. Es el 80% de las proteínas del trigo, y está compuesto por gliadina y glutenina. Lo que no sabes es que causa el «síndrome del intestino permeable» e infinidad de problemas de salud. Es una proteína altamente inflamatoria, sólo por esa razón debería descartarse y no permitirle enloquecer al sistema inmunitario.

Creo que el gluten es el primer factor de riesgo en la salud de cualquier persona. Ignorar esta amenaza (la amenaza cereal) es una irresponsabilidad con lo que hoy día ya se sabe sobre este tema. Entiendo que tomarse un pastelito sabe muy rico pero no deberíamos autoengañarnos, como hace el avestruz, mirando a otra parte. Los datos y hechos probados son incontestables.

No sé si quien lea este libro sigue o va a seguir una dieta, o muchas, pero con sólo alejarse del gluten conseguirá un salto cuántico en su bienestar. Abandonar el cereal (y su gluten) es el cambio más transcendente que se puede hacer.

Si el lector cree que esto no va con él, se equivoca, no hace falta ser celíaco (la celiaquía afecta al 0,01% de la población mundial, aunque según los países, sube al 1, 2 y hasta el 3%) para ponerse en guardia ante este neurotóxico. Se estima que entre el 10 y el 30% de la población presenta hipersensibilidad al gluten, sin saberlo. Es lo que se llama SGNC (sensibilidad al gluten no celíaca). Y yo entro en ese «paquete». Lo que representa ¡una tercera parte de la población!

El resto de la población no está aparentemente afectada, es un grupo asintomático, pero sin duda verá su salud comprometida a largo plazo debido al consumo regular de proteína tóxica (el gluten).

El gluten actúa silenciosamente, sin que uno se dé cuenta, con efectos devastadores en la salud a largo plazo. Es una bomba de relojería que nos conviene desactivar a todos cuanto antes. Y se sea celíaco, SGNC, o asintomático, poco importa.

La celiaquía es la intolerancia a la proteína del gluten. Es crónica y no dispone de cura. Los síntomas de esta enfermedad autoinmune se identifican por diarrea, malnutrición, hinchazón del vientre, vómitos, náuseas…, también manifestaciones extradigestivas como dolores, calambres, fatiga, dermatitis… La única solución es (en Europa) buscar la espiga barrada que garantiza la ausencia de gluten en los productos que consumimos. Y seguir un estilo de vida *gluten free*.

La intolerancia al gluten no es tan sólo un problema del tracto intestinal, está comprobada su relación con las enfermedades neurológicas. Tal vez, tu sistema digestivo no muestre sensibilidad al gluten, y no sientas molestias al consumirlo, pero eso no te libra de sus efectos silenciosos e invisibles en el sistema nervioso. Todos somos sensibles neurológicamente al gluten. Nadie escapa de sus efectos, haya síntomas o no.

De hecho, cualquier persona puede ver comprometida la impermeabilidad de su intestino por consumir alimentos con gluten. Y, sin querer desanimar a nadie, debo aclarar que los pocos cereales carentes de gluten tampoco te libran de problemas: ten presente la contaminación cruzada. Además, el gluten se añade a otros alimentos procesados.

A veces doy gracias por mi dolor de cabeza porque es un síntoma de un problema mayor y más grave. El pequeño síntoma siempre avisa de que algo mayor no está en orden. Gracias al aviso que es la jaqueca puedo enfocarme en corregir el problema que lo causa antes de que esas jaquecas den paso a algo verdaderamente serio. He sido muy afortunado por mi sensibilidad al gluten, creo que me ha salvado de problemas mucho mayores en el futuro de los que he sufrido en el pasado.

No importa el tamaño de la dosis (no te engañes con «tomaré un poco de alimentos con gluten nada más»). La más mínima cantidad de gluten desencadena todos los efectos, al margen de la dosis, piensa que lo que comes es información, y esa información es lo que activa la reacción.

No se trata de negociar la cantidad sino la cualidad de lo que se come.

Y si no es por consumo directo, es por contaminación cruzada, o incluso por «reactividad cruzada»: el sistema inmune confunde cereales sin gluten con cereales con gluten simplemente por un fenómeno de «mimetismo molecular». Por ejemplo, ¿por qué los enfermos de tiroides mejoran con la eliminación del gluten? Porque el gluten mimetiza la estructura de la célula tiroidea. El sistema inmune las confunde y, en lugar de atacar el gluten, ataca la tiroides. Y aunque el elemento causante es diferente, los efectos acaban siendo los mismos.

O.M.G. (Oh my God) ¡Si lo hubiera sabido antes!

Tal vez te estés preguntando: ¿Y nuestros antepasados?, ¿no sufrieron ellos todos esos efectos perniciosos del gluten? Claro que los sufrían, aunque no lo relacionaron con el trigo y sus derivados.

Pero sobre todo es porque este asunto ha empeorado. El trigo actual no tiene nada que ver con el original. Y si vamos más atrás, a unos 10.000

años antes de hoy, el problema no existía porque los alimentos modernos que causan inflamación simplemente no se consumían.

En el Paleolítico, los humanos éramos cazadores y recolectores, no granjeros ni ganaderos. La humanidad no agrícola vivió millones de años sin comer trigo y fue sólo en los últimos miles de años cuando empezó a hacerlo. ¿Ves la razón por la que nuestro organismo lo considera como algo extraño?

Antiguamente, tener una «barriga de trigo», lo que se conoce por «michelines», era una señal de estatus social (la gente sobrealimentada era rica). Pero sobre todo era un reservorio de energía, en forma de grasa, al que acudir cuando llegaban las inevitables hambrunas.

Hoy no es necesario acumular combustible en nuestro cuerpo. En la actualidad, la comida está prácticamente garantizada en la mayor parte del mundo y disponible a toda hora y en todo lugar. Hay comida por todas partes, incluso en exceso en la mayor parte del planeta (lector, recuerda que aún hay países con hambrunas, por favor, colabora con las ONG que ayudan en esto).

La reserva de grasa acumulada en el cuerpo ya no es necesaria; además, el exceso de grasa es causa de diversos problemas de salud.

Con esta lectura, vas a descubrir que el trigo que consumimos hoy ha sido modificado genéticamente. Y ni siquiera se parece en nada al que consumían nuestros abuelos, por eso le llaman «frankenstrigo». Contiene 40 veces más gluten que el que comían nuestros antepasados. Sí, lector estás siendo bombardeado a diario por un arma de destrucción masiva: el gluten. Estás en medio de una guerra alimentaria en la que te juegas la salud, y creo que hasta la fecha nadie te ha informado de ello.

Menos mal que has comprado este libro, te abrirá los ojos.

Sigamos con la amenaza cereal. Has de saber que el consumo de gluten puede ocurrir de forma involuntaria ya que no sólo está presente en los granos y sus productos derivados, sino que viene añadido en cremas cosméticas, pasta de dientes, cremas hidratantes, champús y geles de baño…, con lo que se absorbe a través de la piel sin ser consciente de ello. Por eso es muy importante leer bien la lista de ingredientes de todo lo que usamos. El enemigo acecha por todas partes.

Para empeorarlo, lo ocultan a propósito. Usan sinónimos engañosos, códigos numerados que sólo conocen los expertos, juegan con las propor-

ciones para no tener siquiera que declararlo en la tabla de ingredientes...
La industria se las sabe todas para hacerte creer que comes sano cuando
sus productos enferman. Hay que estar muy alerta a los nombres encubiertos que se utilizan en las listas de ingredientes.

Los siguientes ingredientes suelen utilizarse como sinónimos de gluten (Dr. David Perlmutter, de su libro *Cerebro de pan*):

- Almidón modificado
- Avena sativa
- Ciclodextrina
- Color caramelo
- Complejo amino-péptido
- Dextrina
- Extracto de fitofingosina
- Extracto de granos fermentados
- Extracto de levadura
- Extracto de malta hidrolizada
- Hidrolisato
- *Hordeum distichon*
- *Hordeum vulgare*
- Jarabe de arroz integral
- Maltodextrina
- Proteína de soja
- Proteína vegetal
- Proteína vegetal hidrolizada
- Saborizantes naturales
- *Secale cereale*
- Tocoferol/Vitamina E
- *Triticum aestivum*
- *Triticum vulgare*

Todo eso es gluten. Buff.

Si pones atención te darás cuenta de que el gluten campa a sus anchas en infinidad de alimentos procesados. También se encuentra en algunos aditivos. Los aditivos desde el E-1404 al E-1450 lo contienen. Sobre los aditivos, en general, es recomendable no consumirlos y, en todo caso, descartar alimentos que incluyan más de tres aditivos («E»). Vamos, mejor comer comida real, y no productos químicos procesados.

Y aprovecho para introducir a una prima hermana del gluten: la transglutaminasa, que se incluye en productos libres de gluten para esponjar, pero que tiene efectos igualmente nefastos para la pared intestinal. Tal es así que quien cree reaccionar al gluten en verdad lo está haciendo a la transglutaminasa por sus efectos similares. Ya te ha avisado de que estás en medio de rachas de fuego cruzado y que puedes ser víctima del «fuego amigo».

La bioingeniería alimentaria ha creado un monstruo que se cuela en todas las casas, cada día. Simplemente no podemos asimilar sus inventos y ocurrencias. El cuerpo humano evoluciona muy lentamente, todo lo contrario a la tecnología alimentaria, que va a toda velocidad... para llevarnos hacia el abismo.

Lo que sigue es tan aterrador como lo anterior...

Cuando se hibridan dos especies diferentes de cereal, se obtiene una tercera especie con una nueva forma de gluten que el cuerpo no puede reconocer porque nunca antes tuvo que digerirla, así que el sistema inmunitario luchará contra ella con todo su arsenal inflamatorio. Sí, inflamación al 100%, total, a vida o muerte. ¿Recuerdas que estás en estado de guerra? Basta con poner atención al parte de bajas.

Esto aterroriza más que cualquier novela de Stephen King: el trigo que hoy se consume no existía hace sólo unos años.

Ahora imagina el inmenso problema que le supone al organismo. Desengáñate, el trigo moderno no es un alimento natural, es un monstruo de laboratorio, un Frankenstein (frankenstrigo), un invento que se les ha ido de las manos a los ingenieros agrícolas y cuyos efectos devastadores están aún por descubrirse en los años por venir.

El problema es que afrontamos las nuevas proteínas (híbridos) del gluten con una sobreexposición aumentada, y encima de forma continua (está por todas partes). La película bien podría llamarse: «La Amenaza Cereal» o «Pesadilla Gluten en la cocina». Y si esperas a saber el desenlace ya te anticipo que tiene muy mal final. Malo, malo, malo.

Tú, yo, y todos somos un experimento, en el que nos jugamos la salud y la vida.

Sigue leyendo porque esto sólo acaba de empezar.

Si te preguntas por los efectos secundarios de llenar la panza de cereales a diario (es lo único para lo que sirven: saciar el hambre, y poco más), ahí van algunos: destruyen las paredes del intestino, son un tóxico para el cerebro, descalcifican los huesos, acidifican el organismo, alteran el metabolismo, ocasionan desnutrición, invitan a comer más, son adictivos, inflaman… Todo lo cual lleva al organismo a incontables enfermedades; desde leves, pasando por crónicas, hasta mortales.

No entiendo como un alimento inferior y tan perjudicial se ha encumbrado en el colectivo de la especie hasta situarlo en la base de la pirámide alimenticia. Ah, sí, lo olvidaba: porque llena la panza, es barato y sabe bien.

¿Alternativas? Disponemos de ciertos cereales sin gluten pero que también generan inflamación a través de compuestos químicos inflamatorios. Además se confunden por el sistema inmunitario por cereales con gluten (la «reactividad cruzada» de la que ya te he hablado). Todo lo que contenga lectinas tiene un elevado efecto inflamatorio. Debido a que el gluten es muy inflamatorio, se tenga o no la condición celíaca, es necesario retirarlo de la alimentación para siempre.

De entre todos, si me permito consumir algún cereal, es el arroz pero de una forma muy, muy, limitada. Y lo limito porque es un carbohidrato (te hablaré de por qué es mejor olvidarlos). Si tomas arroz, mejor el basmati blanco, de la India, porque es el que tiene menor cantidad de lectinas (olvida el integral).

Pero mi interés por los cereales es casi nulo por una razón: son carbohidratos y pronto te explicaré el problema que suponen para la salud.

Sé que el arroz es lo que come una parte importante de la población humana desde hace siglos. Es barato, fácil de guardar y saciante… Pero el arroz presenta siempre algunos problemas. Por la forma en que se cultiva (inundación de campos) absorbe el cianuro del suelo, además engorda como un carbohidrato que es, y si encima es integral perjudica el intestino.

Sólo lo tomo como una excepción cuando como en un restaurante japonés (sushi fanático) muy de vez en cuando.

¿Sin trigo y sin arroz? No entres en pánico. Cuando menciono la conveniencia de abandonar los alimentos que contienen trigo, las personas sucumben a un ataque de ansiedad. No lo creen posible, «¿privarme del trigo y el resto de granos?», te preguntarás. Si crees que no podrás soportarlo, me temo que ya eres adicto.

Como lo oyes, descubrí que el gluten es adictivo como un opiáceo más, ya que contiene la gluteomorfina, que crea ansiedad por comer alimentos con gluten. El gluten se añade a infinidad de alimentos procesados, probablemente para crear adicción en el consumidor. Sí, el cereal moderno ha sido diseñado para crear adicción: necesitas consumirlo regularmente. ¿Entiendes esa ansiedad que sientes a media mañana o a la tarde por un bollo o un panecillo? Esta guerra es una guerra química.

El doctor David Perlmutter lo explica a la perfección: «El gluten se descompone en el estómago en una mezcla de polipéptidos que pueden atravesar la barrera hematoencefálica. Una vez que tienen acceso al cerebro, son capaces de adherirse a los receptores de morfina para producir una sensación de éxtasis». El cuerpo se habitúa a esas sensaciones placenteras y exige su dosis diaria so pena de sufrir el síndrome de abstinencia. Vaya, quién iba a decir que consumir cereales nos convertía en *yonkies*.

¿Empiezas a entender por qué el gluten se añade a tantos productos alimenticios, cosméticos, suplementos…?

Estoy aquí para decirte que abandonar los cereales es posible. Yo lo conseguí. Los dejé porque no tengo ningún interés en intoxicarme y destruir mi cerebro paulatinamente. Tampoco quería engordar, sacar tripa y papada, y he de decir que pocos alimentos engordan tanto como el pan. Cuando dejé los cereales (incluido el arroz, que es un pseudocereal), adelgacé 7 kilos (dos tallas de pantalón) en unas pocas semanas, y sin esfuerzo alguno. En mi estilo de vida no cabe el pasar hambre para lucir lindo.

Recuerdo que en mi época triguera, descubrí una panadería *gourmet* que elaboraba un pan exquisito de levadura madre. No era barato, cada vez que acudía allí, gastaba unos 60 euros en diversos panes que me duraban un par de semanas. ¿Puedes imaginarlo? Eso es una auténtica fortuna comparado con el par de euros que gastaría cualquiera por un par de barras de pan (o algo muy parecido) compradas en ¡una gasolinera!

Era tan inocente, pero tanto, que creía que pagando más conseguiría un pan más saludable. Error. Sólo era más sabroso pero igual o más peligroso. Lo empeoré, y encima pagando un sobreprecio, ya que el salvado del integral lleva una mayor carga de lectinas. Mas inflamación.

No soy celíaco, estoy a medio camino, sólo soy intolerante al gluten (que afecta al 10-20% de la población), lo cual es una forma muy *light* de celiaquía. Pero aun así el gluten dejó cicatrices de guerra en mí: síndrome de intestino irritable e intestino permeable. Aunque no soy médico, he podido reconocerme como intolerante al gluten, no porque me guste «jugar a los médicos», sino porque ellos no lo averiguaron, tuve que hacerlo yo.

Mi suerte fue descubrirlo a tiempo y ponerle remedio a través de una disciplina nutricional militar. Recuerda que estás en una guerra alimentaria. Poca gente tiene tanta disciplina como yo, es mi fuerte, y creo que eso me ha salvado de enfermedades graves. Otras personas no cayeron en la cuenta, como hice yo; y ahora están enfermas.

He escrito este libro para quien quiera escuchar mi mensaje: la comida puede enfermar. Y matar.

Imagina oír mi voz mientras lees algo de lo que estoy seguro: el gluten, se sea celíaco o no, intolerante o no, afecta al 100% de personas que lo consumen. El veneno lo es para toda la especie. Unas personas, como yo, tendrán la «suerte» de tener síntomas que les ayudarán a buscar y reconocer el problema para poder corregirlo; el resto sufrirá sus efectos tarde o temprano, de forma repentina. A eso se reduce todo, a cuándo y cómo.

Ya no me creo el mito de: «Tomar cereales integrales es bueno para obtener fibra» porque resulta que la fibra del cereal no es la más recomendable, y además supone un desafío por sus lectinas, gluten, fitatos…, los enemigos número uno de la salud intestinal. Hay otras fuentes de fibra más saludables.

El gluten es el enemigo silencioso que destruye la salud a largo plazo, ya sea con síntomas o no. Es inflamatorio. Por ello, mostrar intolerancia es en cierto modo una suerte porque te permite reaccionar a tiempo. El problema de tolerar el gluten es que no te das cuenta del mal que te está causando.

Cuando sientes cansancio o falta de energía, cefaleas de mayor o menor intensidad, niebla cerebral o falta de claridad mental, distensión abdominal, etc., estás siendo avisado de que algo anda mal en el sistema digestivo. Estas molestias pueden ser la antesala de enfermedades serias.

Lectinas: el tiro de gracia

Pero el problema es más amplio que lo que atañe al gluten. Además, están las lectinas. ¡Y el gluten sólo es una de las miles de lectinas!

Esto amplía el rango de granos a evitar, los pseudocereales como: el amaranto, la quinoa, el teff, el trigo sarraceno o alforfón, y otros, los cuales no tienen gluten pero sí lectinas.

Para que lo entiendas: todos los granos con gluten tienen lectinas, aunque no todos los que tienen lectinas tienen gluten. El gluten es un subconjunto de las lectinas. Por ejemplo, la cebada, el centeno, el maíz, la avena, el arroz, el teff, los pseudocereales, las legumbres… tienen lectinas. Y las lectinas producen enfermedades autoinmunes igual que el gluten. Ya sabes a qué me refiero, la confusión del sistema inmune por la cual éste empieza a atacar a células sanas del propio cuerpo.

Las lectinas, proteínas de origen vegetal, protegen a las semillas, están presentes incluso en los cereales sin gluten (maíz, avena, quinoa, trigo sarraceno, soja…), también en las legumbres y en diferentes plantas. Y las lectinas son tan devastadoras como el mismo gluten: dañan el intestino y sobreexcitan el sistema inmunitario, inflaman.

Efectivamente, el gluten es sólo una de las muchas lectinas, la más popular. Pero eso no es todo: el ganado vacuno y otros animales transmiten a los humanos, a través del consumo de su carne, todas las lectinas que ingirieron en su dieta de cereales y soja. Y no importa si se trata de ganado con alimentación ecológica o no.

Ya estamos demasiado expuestos a las lectinas como para añadir gluten.

Si te preguntas si el pan integral es mejor, o al menos resulta aceptable, te diré que es igual de perjudicial, si no más. Adivina: al ser grano completo contiene una carga completa de… (redoble de tambores) ¡gluten, fitatos y lectinas! Por un lado consumes más fibra y más micronutrientes (grita ¡bien!), pero por otro ingieres más proteínas que inflaman, dañan el sistema digestivo y enloquecen el sistema inmune (grita ¡mal!).

Tradicionalmente se desechaba el salvado, o cascarilla del cereal, para hacerlo más digerible, nuestros antepasados entendieron lo indigerible que resulta el grano integral. Eran gente inteligente. Pero ahora las modas lo vuelven a incluir (pan integral) con el fin de aumentar la ingesta de fibra, y eso es un gran error ya que el cereal integral contiene más lectinas. Ya ves, un nuevo error nutricional que causa un desastre mayor al ya de por sí colosal de la ingesta de gluten con los cereales.

Si alguien no quería caldo, le acaban de servir dos tazas.

Y si te preguntas por qué en la naturaleza hay algo tan «malo» como el gluten y las lectinas, te responderé que es una estrategia de defensa ante los depredadores. Sí, las especies vegetales no pueden huir así que se defienden con la toxicidad contra todo aquel que ose comerlas.

Es la guerra química, ¿recuerdas que estás en medio de una guerra? Los vegetales protegen sus semillas para que no puedan ser digeridas (¿entiendes por qué las legumbres son tan indigestas?) y regresen a la tierra para poder germinar. Si consiguen sobrevivir dentro de un tubo digestivo, imagina cuántos problemas pueden crear a quien las come.

La guerra química de los vegetales es un modo de defenderse de los animales (incluido el ser humano).

Las plantas se defienden de sus depredadores, entre los que estamos los seres humanos, con las lectinas. Es una estrategia en su guerra biológica contra los animales. Y parece que aún no lo hemos entendido; porque el ser humano sigue pensando que todo lo comestible ha sido puesto a su disposición para que se dé el gran banquete.

¡Qué inteligente es la naturaleza! Considera esto: las frutas maduras incitan a los animales a comerlas para que transporten (en sus barrigas) las semillas lejos de allí y las devuelvan a la tierra (a través de las heces). Las semillas tienen un recubrimiento duro que contiene inhibidores de las enzimas digestivas, incluso sustancias tóxicas para evitar ser digeridas. La fruta utiliza a los animales, y su hábitat intestinal para propagar la especie a la que pertenecen.

Recuerda, el objetivo de las lectinas es crear una respuesta inmune en el sistema nervioso de los insectos para ¡destruirlos! Las lectinas son la guerra biológica, tóxica, química… que desarrollaron hace millones de años una buena parte de los vegetales para preservarse de depredadores como los insectos, causándoles perjuicios de una severidad variable. Por ejemplo, los insectos y los pequeños animales pueden acabar paralizados por la lectinas.

Haríamos bien en no menospreciar un tóxico que mata insectos porque en los seres humanos puede crear problemas realmente preocupantes.

Deja que te explique la sibilina estrategia de las lectinas, para que comprendas sus letales efectos: son proteínas que casi no se diferencian de las nuestras, elaboran un ejercicio de mimetismo molecular, con lo que nuestro sistema inmune confundido acaba atacando a las proteínas del propio cuerpo. Así es como empieza la condición autoinmune.

Y las lectinas están en numerosos alimentos que se vienen consumiendo mientras crean efectos secundarios de mayor o menor gravedad. Como la lectinas se concentran en las semillas, para protegerlas, la decisión de eliminar frutas con semillas comestibles es beneficioso para la salud, como por ejemplo: tomate, calabaza, pepino... (se consideran técnicamente frutas).

Si evitar el gluten es una tarea hercúlea por su ubicuidad, evitar las lectinas es casi imposible: están en todas las plantas y semillas en mayor o menor grado. Como siempre, la medida del veneno se encuentra en la dosis.

Los cereales integrales, de los que se supone falsamente que son saludables, tienen una gran desventaja respecto a los refinados: contienen más lectinas, de modo que crearán más problemas (deterioro del sistema digestivo). Ponlo en su justo valor, es verdad que el trigo es saciante, puede contener fibra y micronutrientes, pero su valor nutricional es muy inferior al de los vegetales, las frutas y al de los animales.

Centrarse en el cereal puede conducir a la desnutrición. Éste es uno de los cargos en contra de la revolución agrícola: paradójicamente, el ánimo de alimentar a más personas supuso más desnutrición, no en la cantidad pero sí en la calidad.

Un efecto colateral del cereal: índice glucémico disparado

Recuerda este dato: una simple rebanada de pan eleva el índice glucémico como dos cucharillas de azúcar. El pan es un problema para los prediabéticos y diabéticos, quienes deberían alejarse de él lo máximo posible. Los cereales se convierten en glucosa, azúcar. El índice glucémico (IG) del pan es altísimo. Un par de rebanadas de pan, que es lo que toma una persona promedio durante una comida, equivalen a meterse en el cuerpo cuatro cucharaditas de azúcar.

¿Increíble, verdad? Si además se acompaña la comida con una lata de cola, añade diez terrones de azúcar. Y si después se come un postre dulce, el desastre está servido: prediabetes o diabetes. Además de obesidad.

Ahora mira estas cifras:

- Índice glucémico (IG) del pan blanco: 69
- Índice glucémico (IG) del pan integral: 72
- Índice glucémico (IG) del azúcar: 59

Ya lo ves, el pan (y el integral más) implica más glucemia ¡que el propio azúcar! Terrorífico. Ahora entiendes por qué el trigo es el supercarbohidrato: porque eleva el nivel de azúcar en sangre como ninguna otra cosa. El IG del trigo es imbatible.

Me parece contradictorio que un diabético se prive del azúcar pero se atiborre de pan. Sin embargo, lo verdaderamente aterrador es que tanto el cereal como el azúcar son adictivos, te incitan a querer más, te provocan el síndrome de abstinencia, te llevan de la gloria de la euforia a la miseria de la abstinencia.

Como opiáceo es imbatible. No hay que olvidar que el trigo es un potente obesógeno. Y está diseñado (en el laboratorio de Frankenstein) para resultar adictivo, como un opioide, y estimular el apetito.

El exceso de glucosa envejece: un nivel alto de glucosa en sangre hace parecer mayor de la edad cronológica. ¿Por qué? Porque esa glucosa reduce la elastina y el colágeno que contribuyen a una piel tersa. El colágeno es vital para el *antiaging*. Tomar caldo de huesos (ayuda a dormir mejor por la noche), manitas de cerdo, y piel de ave, reforzará esta proteína de la juventud. La gelatina (colágeno cocinado) te hará más joven.

La buena noticia es que cuando dejas de consumirlo, al poco tiempo, te libras del síndrome de abstinencia y el apetito decae. La otra buena noticia es que el mal que produce es en muchos casos reversible: si lo dejas, los síntomas te dejan; y el organismo se restablece. (La remisión es incluso posible en el caso de ciertas diabetes, aunque se diga que eso no es posible y que es un mal para siempre y blablabla…).

Desafortunadamente, en el caso de la artritis (otro de los efectos secundarios del cereal), recuperarse ya no es posible (sí es posible desinflamar y eliminar el dolor sólo retirando el cereal), pues el cartílago está destruido y el daño que el trigo ha causado a las articulaciones es irreversible.

más glucosa en sangre —> más insulina —> más grasa almacenada —> respuesta inflamatoria —> enfermedad

¿Qué crees que engorda más: una tortilla de tres huevos o tres rebanadas de pan?

¿La grasa o el carbohidrato?

Respuesta: el pan, que se convertirá en grasa almacenada donde ya sabes (abdomen, muslos y trasero).

El cereal, además, acidifica el organismo y ello ocasionará a la larga la pérdida de masa ósea. Sin embargo, la grasa es neutra, no alcaliniza ni acidifica, por ello deja tus huesos en paz. La grasa saludable no engorda, pero eso ya lo descubrirás en el capítulo cinco.

Están de moda los productos sin gluten, yo los agradezco a veces, pero los miro con recelo. He concluido que en el tema de la alimentación no hacen más que colarte goles por todos lados. Sólo cambia la pelota y quien la chuta. Los celíacos que desean consumir pan y bollería, pero sin gluten, se han refugiado en los productos de la emergente industria «sin gluten».

Eso es salir del fuego para caer en las brasas.

En líneas generales, se «desviste a un santo para vestir a otro». Sus productos libres de gluten se basan en almidones de patata, tapioca, maíz, arroz…, tolerables por los celíacos pero que aumentan la insulina y el azúcar en sangre más que el propio trigo. Te protegen del gluten para entregarte a la diabetes. Mal negocio.

Por ejemplo, el maíz es muy alto en azúcar, y además es junto al trigo el cereal más manipulado. Un auténtico transgénico *cum laude*. En concreto, el jarabe de maíz alto en fructosa es algo que debes evitar a toda costa pues es un endulzante (55 % de fructosa y 41 % de glucosa) que engorda como pocos.

Si eres de los que no comen mucho pan, antes de respirar aliviado, revisa la siguiente lista de productos derivados del trigo, u otros cereales, repletos de gluten: donas, galletas dulces y saladas, magdalenas, cruasanes, pasteles, gofres, *pretzels*, *bagels*, *muffins*, cereales de desayuno, etc. Sin olvidar los bocadillos, sándwiches, pizzas y platos de pasta.

Y luego están los desayunos, la peor comida del día, que son una mezcla de lácteos (leche, yogur, margarina…), azúcares (añadidos o al gusto) y cereales refinados y empaquetados. No hay nada más inflamatorio. Nada más antinatural y menos conveniente para un niño o un adulto. Fácil y rápido de preparar (pero alejado de la comida real: fruta, beicon, huevos).

Siento haber tocado donde más duele. ¿Cómo renunciar a toda esa bollería industrial? Fácil, es el dulce beso de la muerte, y yo ni lo quiero ni lo necesito.

Y la luz se hizo en mi cerebro

Cuando inicié mi investigación sobre cómo la alimentación podía afectar a mis migrañas, leí que una de las ventajas de retirar el gluten de mi dieta iba a procurarme una claridad mental excepcional, como así fue. Pero reconozco que entonces me reí: ¿qué era eso de «claridad mental»? ¿No la gozaba ya? Pues no, aunque creía que sí.

¿Cómo explicarlo? De pronto sentí como si me sacaran el tocho que había llevado durante décadas en el cerebro. Sí, eso es, un tocho pesado, basto y con mucho cemento, adherido a mi cavidad craneal. Ahora mi mente estaba embargada por la claridad, la transparencia, la luminosidad…, había vuelto al origen, a casa. Hoy aún a veces me detengo para apreciar esta renovada condición mental y doy gracias a Dios por haberme enseñado el camino.

Siento que he circulado toda mi vida con el freno de mano echado. ¡Qué liberación! Pero eso es algo de lo que sólo pude darme cuenta una vez abandoné los cereales y el gluten, además de reducir la ingesta de carbohidratos. Vaya cambio.

De pronto, mi cerebro se desembarazó de una «neblina» mental, de dispersión, y de una eterna cefalea latente. De pronto, me di cuenta de que había vivido con un cerebro nublado, vacilante, disperso, denso… Y lo sé porque alcancé la claridad mental prístina de pronto. Se hizo la luz. Sólo entonces entendí el concepto de «bruma mental» que había eclipsado mi cerebro durante décadas, al igual que la niebla eclipsa Londres en invierno. Es algo que no puede explicarse y que hay que experimentarlo por uno mismo.

¡Oh, Dios mío, ese día se hizo la luz!

Había vivido en la oscuridad, en la bruma mental, por décadas, me había acostumbrado y creía que era lo normal. Pasé del blanco y negro al ¡color!

Gracias a que he descartado el cereal de mi alimentación, y con ello el gluten, mis niveles de energía han ascendido como antes no conocía y mis cefaleas se han reducido en número e intensidad hasta lo ridículo. Lector, no sabes lo que es levantarse de la cama con un dolor de cabeza incipiente, sabiendo ya a esa hora que te va a arruinar el día por completo.

Viví en la miseria por años. Hoy eso es historia. Se acabó.

En fin, creo que ya estoy desperdiciando tu tiempo insistiendo con tantas explicaciones. Sé que cada uno cuenta la fiesta según le va, y que mi problema puede no ser el tuyo. Pero créeme cuando te digo que el enemigo número uno de la humanidad son los cereales modernos. Creo que ninguno de sus irrelevantes beneficios puede compensar lo mucho que nos perjudican; recuerda que a nivel nutritivo tampoco son gran cosa, y crean demasiados problemas como para poder permitirse uno el lujo de consumirlos.

En resumen

Para terminar te diré que muchas de las enfermedades más frecuentes de hoy día tienen que ver con el consumo de trigo y otros granos cargados de gluten y lectinas.

Sólo eliminando este grupo de alimentos, uno da un paso enorme en la mejora de la salud. Pero si se quiere ir un poco más allá en la salud intestinal, puede probarse con eliminar el consumo de carbohidratos en general. No es un consejo, sino una opción.

el cereal moderno = la peste moderna

La próxima vez que consumas un alimento elaborado con trigo moderno piensa en todo lo que acabas de leer. Recapacita en lo que le estás haciendo a tu organismo. Recuerda los efectos que su consumo puede provocar en tu salud.

Vamos a recordarlos… Subirá el índice glucémico, el azúcar en sangre. Fomentarás la caries en tu dentadura y el crecimiento de la barriga triguera. Te anotarás unos puntos más en la carrera hacia la diabetes. Estropearás tu sistema digestivo, alterando el sistema inmunológico, y permitiendo que peligrosas toxinas alcancen tu cerebro. Vivirás con una bruma mental permanente (que sólo identificas cuando dejas el gluten).

¡Ah!, y me olvidaba de las incapacitantes cefaleas, episodios puntuales de depresión y ansiedad. Además la adicción al cereal creará un apetito incontrolado, comerás más, y almacenarás más grasa, opositando a la obesidad y a la diabetes. Y pondrás los cimientos para una demencia senil en alguna de sus variantes.

Desolador panorama. Todo por un chusco de pan.

No subestimes la amenaza cereal.

Si en tu caso, sufres de dolores de cabeza, prueba esto (es gratis): deja de tomar gluten por un mes y después analiza cómo te ha ido. No tienes nada que perder y mucho que ganar. Deshazte de la idea de que el cereal moderno es un alimento. Desactiva «la amenaza cereal». Reconoce y vence tu adicción.

Y, por favor, deja de decirte a ti mismo que no puedes.

Claro que puedes.

Yo he podido.

• EL ATAQUE DE LA HISTAMINOSIS •

Si tienes migraña no te centres en los efectos nada más, siempre hay una causa subyacente y un montón de posibles desencadenantes, y cuando averigües la causa e identifiques los desencadenantes, podrás trabajar para resolver el problema.

El dolor de cabeza y la intolerancia a la histamina (histaminosis o IH) van en ocasiones de la mano.

Ahora, dime si alguna vez:

- ¿Has tenido dolores de cabeza repentinos e inexplicables?
- ¿Has tenido en alguna ocasión dolor de cabeza a los pocos minutos de comer?
- ¿Has intuido que hay ciertos alimentos que «dan dolor de cabeza»?

Si has respondido con un «sí» a estas preguntas, seguramente eres intolerante a la histamina. No es una enfermedad pero sí es el síntoma de un problema de intolerancia. Si tienes dolor de cabeza, o alguno de los síntomas de la lista que sigue más abajo, lee este capítulo y entenderás lo que podría estar pasando.

Las desgracias nunca llegan solas

La definición de la histamina es: «enzima que crea inflamación en respuesta a un ataque externo, sea real o supuesto». Hay una gran cantidad de alimentos que contienen histamina o hacen que el organismo libere histamina. La histamina es incluso necesaria, nada en el cuerpo humano es un error, y todo se reduce a un punto de equilibrio.

Hasta que no descubrí la IH como desencadenante de jaquecas (de esa enzima en tantísimos alimentos) no pude controlar mi problema de migraña. Cada vez que comía, estaba sembrando un campo de minas (cefaleas) que iban a estallar en mi cabeza unos pasos más allá. Pero entonces yo no lo sabía.

La histamina no es el problema, lo es el no poder degradarla. La histamina es una sustancia que contribuye al sistema inmune, es necesaria. Su función consiste en provocar una respuesta inflamatoria en el cuerpo, y actuar como la voz de alarma para el sistema inmune.

La histamina hincha los vasos sanguíneos, los dilata para así permitir a los glóbulos blancos que actúen rápidamente contra la infección o el problema. Es una respuesta natural del cuerpo, y acabado su trabajo, las enzimas DAO (DiAminoOxidasa) descomponen la histamina y la degradan. Todo en orden.

Pero si eso no ocurre, la histamina se acumula y el cuerpo reacciona con la llamada «intolerancia a la histamina». Vamos, lo que sucede con todos los excesos de los que el cuerpo se queja.

Todo aquello que inhibe a la enzima DAO permite que el umbral de tolerancia a la histamina baje y, entonces, el consumo de cualquier alimento con un poco de histamina acaba desencadenando una jaqueca.

Además la DAO tiene prioridades y evitar un dolor de cabeza no está en su lista de asuntos urgentes. Se enfoca en descomponer la cadaverina, la putrescina y la tiamina antes que la histamina por una cuestión de prioridad tóxica, con lo cual la histamina se acumula.

(Si necesitas un descanso porque sientes que vas a devolver, te espero a que regreses del baño).

Entonces llegan los problemas en el sistema digestivo, cabeza (como las cefaleas), dermatológicos (enrojecimiento del rostro), etc. La IH aparece como consecuencia de la intolerancia al gluten (IG), son primos hermanos. Las desgracias nunca llegan solas.

Pero ¿por qué se producen los niveles altos de histamina?

- Alergias
- Intolerancia al gluten

- Sobrecrecimiento bacteriano (SIBO, *small intestinal bacterial overgrowth*, por sus siglas en inglés)
- Intestino permeable
- Deficiencia de enzima DAO
- Alimentos ricos en histamina
- Bebidas que bloquean la enzima DAO

La solución a la intolerancia a la histamina es tratar la causa del problema, no los efectos. Y la intolerancia a la histamina es causada por un problema de salud intestinal, principalmente: el sobrecrecimiento bacteriano (SIBO), el intestino permeable y la intolerancia al gluten.

Si te preguntas qué le ocurre a una persona con intolerancia a la histamina, éstos son los síntomas aunque no se dan todos a la vez:

- Dolores de cabeza/migraña
- Dificultad para conciliar el sueño
- Hipertensión
- Vértigos y mareos
- Arritmia y frecuencia cardíaca acelerada
- Ansiedad
- Náuseas y vómitos
- Calambres abdominales
- Congestión nasal, estornudos, dificultad para respirar
- Ciclo menstrual anormal
- Fatiga
- Hinchazón de los tejidos

Uno de los enemigos públicos número uno para el migrañoso es el exceso de histamina.

Tanto la migraña como la histaminosis son síntomas de un problema raíz. En efecto, problemas que empiezan con el gluten. Gracias al frankenstrigo, padezco de intestino permeable (en proceso de reversión), y ello me condujo a un exceso de histamina a la que reaccionó mi sistema inmunitario (con la intolerancia a la histamina).

El enemigo de la histamina se llama DAO

La enzima DAO es la principal responsable de descomponer la histamina. Hay personas que tienen una deficiencia de DAO (se puede hacer un análisis para determinarlo), y en consecuencia es probable que sufran de intolerancia a la histamina. No generan suficiente DAO como para hacer frente a la histamina.

Examinemos las causas que ocasionan una producción y disposición baja de la enzima DAO:

- Intolerancia al gluten
- Intestino permeable
- SIBO
- Bebidas con bloqueo a la DAO: alcohol, bebidas energéticas y té
- Mutaciones genéticas (comunes en personas de ascendencia asiática)
- Enfermedad de Crohn, colitis ulcerosa e inflamación intestinal
- Medicamentos: antiinflamatorios no esteroideos (ibuprofeno, aspirina), antidepresivos, antibióticos, antihistamínicos

Si tienes migraña y tomas ibuprofeno, estás empeorando el problema… porque estás desarmando tus defensas de DAO. Si te gusta el té, debes saber que es una bebida que bloquea la DAO (la cual debería equilibrar el exceso de histamina). A mi pesar, me he tenido que pasar al café, no porque no ame el té. El té me desproteje ante la histamina.

De todos modos, aprovecharé para edificar el consumo de café. Por sus flavonoides antioxidantes, sus polifenoles. Tomar dos o tres tazas al día, con moderación, es realmente bueno para la salud. Sin abusar de él, tiene muchas ventajas (inhibe el cansancio, aumenta las endorfinas, reduce el riesgo de algunos cánceres y el de diabetes tipo II). Al aumentar las endocrinas eleva el umbral del dolor y, por ello, se usa en fórmulas de analgésicos contra el dolor de cabeza. Un café puede librarte de una jaqueca.

Paradójicamente, aunque los antihistamínicos al parecer previenen la intolerancia a la histamina, en realidad, reducen los niveles de DAO. No es tan sencillo como tomar antihistamínicos o suplementarse con la enzima DAO. El problema del dolor de cabeza no se soluciona con pastillas, sino con un cambio de alimentación.

Ahora, examina estos esquemas:

gluten —> intestino permeable —> exceso de histamina —> migraña

carbohidratos —> sobrecrecimiento de bacterias —> exceso de histamina —> migraña

medicamentos —> desequilibrio de bacterias —> exceso de histamina —> migraña

Ya ves, todos los caminos llegan a Roma o mejor dicho al dolor de cabeza.

Al final, se crea un círculo vicioso, y entras en un bucle del que es difícil salir. El resultado es más dolor de cabeza y otros síntomas molestos.

En mi caso, la eliminación de cereales y de carbohidratos de mi dieta me proporcionó una espectacular mejoría en mi bienestar general y en la reducción de las cefaleas. Sólo esas dos pautas crearon una experiencia de salud radiante en mi vida. Hay otras estrategias que te explicaré en los siguientes capítulos. No sé qué puede ayudarte más a ti, pero prueba por ver qué pasa.

Vuelve a mirar el esquema de arriba: si sólo eliminas el gluten, los carbohidratos y reduces al máximo los analgésicos, la mejora es espectacular.

Para que te quede claro el escenario: hay un umbral de histamina y, más allá de ese punto, el dolor de cabeza es inevitable. Hay que tratar de estar siempre por debajo de ese umbral. ¿Cómo? Reduciendo la histamina ingerida con los alimentos que la contienen. Y sanando tu intestino.

Como ahora sabes, la histamina es imprescindible para controlar las inflamaciones del organismo. El problema aparece cuando alguien tiene intolerancia a la histamina (IH) o histaminosis. Se cree que afecta a un 5% de la población occidental. Y el exceso de histamina se vincula con el defecto de otra enzima DAO que, precisamente, procesa y descompone la histamina.

Cuando se sufre de una intolerancia, se acaba padeciendo otras.

Cuando se sufre de una condición autoinmune, se acaba padeciendo otras.

Una cosa lleva a otra.

En mi caso, la intolerancia al gluten, y en consecuencia a la histamina, ha sustentado cincuenta años de dolores de cabeza. Lo triste es que he tenido que averiguarlo por mi cuenta. Si me hubiera rendido a los típicos dogmas de: «son tus genes», «es hereditario», «es tu constitución», «es crónico e incurable», «es lo que hay»…, hoy seguiría revolcándome en el lodazal del sufrimiento.

Este libro es fruto de un juramento a mí mismo, lo escribí para ayudar a millones de víctimas, como yo lo he sido, que sufren inútilmente porque no han encontrado ayuda útil. Este libro es una promesa a Dios.

Cuando comer es como atravesar un campo de minas

Imagino que ahora te estarás preguntando dónde está la histamina para tratar de esquivarla. Tengo malas noticias que darte: está en demasiados alimentos.

Lo que sigue es una lista (no exclusiva) de los alimentos con un índice de histamina elevado, y que hay que evitar sólo si tienes sensibilidad a la histamina. Insisto: son buenos alimentos pero no son adecuados para alguien con IH.

- tomates
- espinacas
- berenjenas
- aguacates
- quesos madurados
- fresas, bananas, dátiles
- cítricos: naranja, limón, piña, kiwi, mandarina
- frutos secos: nueces, anacardos
- legumbres
- lácteos
- derivados de la soja

- cacao y chocolate
- aditivos: glutamato, colorantes, sulfitos…
- alimentos preparados, enlatados
- vino tinto, vinagre, cerveza
- ahumados
- té verde y negro, mate
- bebidas alcohólicas
- embutidos
- alimentos de la víspera recalentados
- todo alimento que no sea fresco
- plátanos
- nueces
- papaya
- piña
- marisco
- germen de trigo
- alimentos con conservantes artificiales y colorantes
- fermentados: chucrut, vinagre, salsa de soja, kéfir, yogur, kombucha
- alimentos que contienen vinagre
- carnes curadas, embutidos: tocino, salami, pepperoni, fiambres y *hot dogs*
- fruta seca: albaricoques, ciruelas pasas, dátiles, higos, pasas

¿Te haces una idea de los alimentos que no puedo tomar?

Puedes hacer un test, consume uno solo de los alimentos de esta lista (no lo combines con ningún otro, ya que su efecto es multiplicativo) y observa si tienes dolor de cabeza en las 24 horas siguientes. Se debe aguardar este plazo como mínimo pues unas veces el efecto es inmediato, en apenas unos minutos, y otras tarda horas.

Aplícate el test de eliminación y reintroducción, pero sólo si intuyes que ciertos alimentos te producen dolor de cabeza.

Ya puedes imaginarte cuántas pruebas de eliminación y reintroducción (con dolores de cabeza de propina) he tenido que hacer en mi vida.

Te preguntarás: ¿queda algo que se pueda comer para un intolerante a la histamina? Claro, siempre hay opciones con los alimentos bajos en histamina, como por ejemplo:

- Carne o aves de corral frescas y recién cocinadas
- Pescado recién pescado y cocinado
- Huevos, mejor cocidos
- Granos sin gluten: arroz, quinoa, maíz, mijo, amaranto, teff
- Frutas: mango, pera, sandía, manzana, melón, uvas, bayas…
- Vegetales frescos (excepto tomates, espinacas, aguacate y berenjena)
- Sustitutos lácteos: leche de coco, leche de arroz, leche de almendras
- Aceites de cocina: aceite de oliva, aceite de coco, aceite de palma
- Tés de hierbas, café

Si sufres de IH, es recomendable evitar las siguientes bebidas, ya que neutralizan la enzima DAO, que precisamente te protege de un exceso de histamina. Las bebidas que bloquean la enzima DAO son:

- alcohol
- bebidas energizantes
- té negro, té verde
- té mate

Imagino lo que supone descubrir esto para un amante del té como yo soy y que es intolerante a la histamina. En mi caso, tomo té sólo algunos días pero no a diario, en infusiones breves, y usando variedades de té muy suaves. He tenido que pasarme al café, muy a mi pesar, aunque eso me hizo redescubrir una bebida también muy interesante.

¿Y qué hacer al respecto de la histaminosis?

Ser muy responsable con la alimentación.
Evitar alimentos que aportan o liberan la histamina. La lista es larga.

Yo, además, me preocupo de nutrirme con las vitaminas y los minerales que me ayudan a neutralizar la histamina. Sí, para combatir el exceso de histamina también tienes aliados y son éstos:

- vitamina C
- vitaminas grupo B
- zinc
- calcio
- magnesio
- cobre

Todos forman parte de mis suplementos nutricionales esenciales porque entre otras cosas activan la producción de la enzima DAO que me protege de la histaminosis.

Mis cinco estrategias para afrontar la intolerancia a la histamina son:

1. evitar alimentos con un índice alto en histamina
2. sanar la permeabilidad del intestino
3. restaurar la microbiota intestinal
4. suplementar con vitaminas y minerales esenciales
5. evitar bebidas supresoras de la DAO

Si la IH es tu problema, te toca seguir una dieta baja en histamina, alimentos muy, muy, frescos, y excluir todos los que liberan histamina, además de las bebidas que suprimen la DAO. La solución incluye también evitar de por vida el gluten, que es muy inflamatorio.

Entre las situaciones ambientales a evitar, están: una excesiva exposición al calor y al sol, el ejercicio agotador, el estrés…, pues todo ello libera histamina endógena. Evita la fatiga extrema, los sobreesfuerzos, las temperaturas sofocantes…

Cuidar la microbiota es también fundamental para evitar la migraña. Como ves, el problema del dolor de cabeza se origina en un sistema digestivo deteriorado. He concluido que la cabeza está como está el intestino, es una metáfora nada más. Estoy convencido de que la salud depende principalmente de lo que se come. Y que la mejor cura es un cambio en la alimentación.

Siento informarte que para este problema no hay medicinas, operaciones, vacunas, ni tratamientos. Puedes probar con suplementarte con píldoras de DAO, pero no creo que sea la solución, sólo una ayuda. Tomar pastillas no siempre es una solución. Recomiendo ser disciplinado con lo se come y bebe. Y observar estas pautas de por vida, como en el tema del gluten.

El asunto es serio.

La batalla que se libra en el intestino

Como me has oído hablar del sobrecrecimiento bacteriano (SIBO: *small intestinal bacterial overgrowth*), te preguntarás qué es y si afecta tus migrañas. Puede ser una de las causas y es algo que se puede diagnosticar y corregir por un médico.

Las levaduras, los excesos de bacterias y la *Candida* son microorganismos que habitan el sistema digestivo y que contribuyen a inhibir el sistema inmunitario. Esta condición se conoce como sobrecrecimiento bacteriano y proliferación de levaduras.

Para darle respaldo al sistema digestivo, es necesario dotarle de probióticos beneficiosos. Más todavía si se ha recibido una medicación reciente con antibióticos (imprescindibles en algunos casos), pero que también eliminan bacterias beneficiosas y, con ello, se produce la proliferación de levaduras, bacterias y cándidas patógenas.

Como sabes, las bacterias que componen la microbiota intestinal (flora intestinal) son vitales para la digestión, el sistema inmunológico, la función tiroidea, la salud ósea y la salud general. El intestino es un ecosistema que contiene decenas de billones de microorganismos, hasta 1.000 especies diferentes de bacterias.

Un montón de «bichitos» para los que tú eres su hogar. Das cobijo a tantos «bichitos» como células tiene tu cuerpo, y son muchas. Más o menos, un kilo de tu peso son «bichitos». No te apures, es algo bueno para ti. Pero, como en toda familia, los hay beneficiosos y los hay que no tanto. El problema es cuando el equilibrio se rompe y predominan las bacterias patógenas por encima de las «saludables».

El SIBO ocurre cuando tienes un crecimiento excesivo de bacterias en el intestino delgado que tampoco es el mejor lugar del tracto para hospedarlas. El sobrecrecimiento bacteriano se da cuando las bacterias del intestino delgado pierden su proporción de equilibrio y crecen demasiado.

Permíteme que te ayude a comprender las consecuencias del SIBO, que se sintetizan en síntomas como:

- Gas, hinchazón, diarrea
- Dolor abdominal o cólicos
- Estreñimiento
- Intolerancias alimentarias: gluten, caseína, lactosa, fructosa e intolerancia a la histamina
- Enfermedades crónicas: fibromialgia, síndrome de fatiga crónica, diabetes y enfermedades autoinmunes
- Intestino permeable

SIBO —> reducción de DAO —> aumento de histamina —> migraña

¿Qué causa el SIBO? Varias cosas: las obstrucciones físicas en el intestino, como cicatrices de cirugías, la enfermedad de Crohn… pueden causar una acumulación anormal de bacterias en el intestino delgado. Y también medicamentos que afectan la microbiota, como antibióticos, medicamentos bloqueadores de ácidos y esteroides.

Pero la causa más común del SIBO se debe a una dieta rica en: azúcar, carbohidratos refinados y alcohol. Porque a esos «bichitos» les chifla comer todo eso (¡y apuesto que a ti también!).

La mayor parte de las bacterias intestinales habitan en el intestino grueso y en el colon, porque allí ayudan a descomponer los alimentos, sintetizar las vitaminas y eliminar los desechos. Son muy útiles en ese emplazamiento. Pero cuando estas bacterias saludables (que normalmente se encuentran en el intestino grueso y en el colon) colonizan el intestino delgado, y crecen en exceso, se produce el SIBO.

Ya sé, me estoy poniendo muy técnico, y siento haberte llenado la cabeza con tantas siglas: DAO, SIBO, IH…, pero quédate con esto, muchos problemas de salud, en concreto la migraña, empiezan en el sistema digestivo. No importa si percibes los síntomas en otra parte, como en la cabeza, todo empieza allí.

· GRASAS VS. CARBOHIDRATOS ·

Si lo que has descubierto en las páginas anteriores sobre los cereales y el gluten, te ha alarmado, espera a descubrir los efectos de los carbohidratos. Agárrate bien a donde estés sentado…

Los alimentos con carbohidratos aportan una gran cantidad de energía; sin embargo, cuando se consumen aumentan la cantidad de grasa corporal, ya que el organismo los almacena en forma de grasa.

Probablemente ya sabrás que hay tres fuentes de energía (grasa, carbohidrato, proteína).

De ellas, los carbohidratos no son esenciales, la grasa y la proteína, sí. Lo primero que quiero que sepas es que los carbohidratos no son indispensables. Son una opción (un macronutriente más) y no la mejor opción. Busca en cualquier lado y lo comprobarás… No existe tal cosa como «carbohidratos esenciales». Son tan prescindibles como inevitables.

¿Por qué nuestro organismo reacciona negativamente al carbohidrato?

Tal vez porque en los 2,5 millones de años de nuestra especie, tan sólo durante 10.000 años los ha incluido en la alimentación. Tal vez porque son baratos, cómodos, disponibles, están buenos… Pero sea como sea, son prescindibles al 100 % porque sólo traen problemas.

Quizás la guerra en la que estás inmerso no es con un enemigo exterior, sino interior, con tu apego, tu gula y tu adicción a los carbohidratos. En esta guerra sucia, la «propaganda» te ha llenado la cabeza de bulos y embustes, de consignas falsas que arruinan tu salud.

He aquí algunos de los carbohidratos más populares (yo ya los he descartado de mi alimentación):

- Arroz
- Lácteos
- Pan
- Patatas
- Cereales en general
- Pasta
- Legumbres
- Refrescos, zumos, cerveza

Una lista preocupante porque es ubicua, está en todas las alacenas.

Con el primero cometo de vez en cuando alguna indulgencia (adoro el sushi), con el resto no nos dirigimos la palabra. No hay excepción para mí (son lo peor de lo peor).

En medio de la guerra nutricional en la que nos hallamos, reducir carbohidratos es fundamental para la prevención de la obesidad, la diabetes y otras enfermedades. También para procurar una buena función neurológica y psicológica.

Para sustituir esta fuente de energía me enfoco en las grasas saludables. El cuerpo es sabio y ama la grasa como suministro de energía y detesta el carbohidrato. Pero la falta de uno te llevará al otro porque el cuerpo necesita obtener suministro de combustible: energía. Y lo obtendrá de donde sea para sobrevivir.

Cuando se reduce masivamente la ingesta de carbohidratos (y se sustituyen por grasas saludables), la vida cambia a mucho mejor: aumentan los niveles de energía, baja el peso sin esfuerzo y se protege la salud (se evitan enfermedades degenerativas potencialmente mortales).

Quédate con este dato: la humanidad ha sobrevivido perfectamente, y con más salud que en la actualidad, con una ínfima ración diaria de carbohidratos (50 g al día, 100 g a lo más). Sin embargo, la persona promedio en la actualidad consume más de 300 g diarios de carbohidratos. En comparación, nuestros ancestros, los cavernícolas, consumían alrededor de 80 g diarios y estaban en una envidiable forma física.

La alimentación basada en los carbohidratos es un invento moderno. Pero tradicionalmente los macronutrientes preferidos eran las grasas y las proteínas. En los últimos cincuenta años, por alguna razón incomprensible se demonizaron en beneficio de los populares carbohidratos. Una ocurrencia arbitraria que descartó lo sano en beneficio de lo insano. Y así le ha ido a la humanidad en las últimas décadas: más obesos y enfermos que nunca antes en la historia.

Pienso que los carbohidratos y los cereales están en el origen de las enfermedades que se manifiestan en el cerebro pero que empiezan en el intestino. He estado averiguando que enfermedades tales como la depresión, el déficit de atención, los dolores de cabeza, la ansiedad, la esquizofrenia, el Alzheimer y muchas otras se desarrollan a partir de una nutrición inadecuada. Sí, por paradójico que parezca, las enfermedades neurológicas suelen alimentarse de lo que se come y se cuece en el estómago.

Tal vez te estás repitiendo a ti mismo que no puedes dejar de comer carbohidratos porque están muy ricos. Puedo entender la adicción, pero estoy aquí para decirte que sí puedes. Yo y muchos otros pudimos.

En mi caso, cuando eliminé los cereales, enseguida noté una gran mejora, pero cuando eliminé también los carbohidratos el efecto combinado me dejó sin palabras. Prescindir de los carbohidratos actuó como un acelerador (*booster*) de bienestar y energía en el proceso de salud vibrante que había iniciado.

Mi bienestar se disparó cuando eliminé: 1) el cereal y 2) los carbohidratos. Dos medidas nada más y una mejora espectacular.

Una dieta con elevados hidratos de carbono, ya sabes que se convierten en azúcar en tu cuerpo, supone alimentar a las bacterias nocivas en el intestino. Es fomentar el sobrecrecimiento bacteriano (SIBO), lo cual empeoraba mi intestino permeable, ya muy castigado por años consumiendo gluten. Un intestino maltrecho, no es una condición que afecte a pocas personas, y seguramente es el inicio de muchísimas enfermedades.

Basta con hacer la prueba, los hechos no engañan. Cuando una persona consume un máximo de unos 100 g diarios de carbohidratos, pierde peso con rapidez. Pero cuando se superan los 150 g diarios, ganar peso es inevitable, y adivina a dónde va a parar en forma de grasa acumulada. Sí, a la panza. Como la persona promedio consume, como te decía, más de

300 g diarios, ya puedes suponer cuál es la causa principal de la epidemia de obesidad de la actualidad.

La adicción a los carbohidratos es un problema de salud a escala mundial.

Estoy seguro de que ya sabrás que el carbohidrato se transforma en glucosa, que ésta va la sangre, y que entonces el páncreas genera insulina para eliminar esa glucosa de la sangre y lo siguiente que ocurre es que se almacena en las células. Así es como se engorda, un poco hoy y un poco mañana. Los carbohidratos crean, además, problemas inflamatorios en todo el organismo y en especial en el cerebro. Envejecen prematuramente.

Reducir los niveles de insulina es clave para una salud y juventud duraderas. Si te preguntas qué efectos produce la insulina:

- Te mantiene hambriento deseoso de más carbohidratos
- Convierte las calorías ingeridas en grasa
- Acumula la glucosa convertida en grasa en tu trasero y barriga
- Te obliga a quemar más glucosa y no grasa acumulada

Como ves, es un bucle en el que es fácil entrar pero no salir.

Carbohidratos —> más insulina —> más grasa acumulada —> más apetito —> carbohidratos

Los únicos carbohidratos que me permito son los complejos (se convierten en azúcar más lentamente) y provienen de las frutas y verduras. Y consumo frutas con moderación (dos piezas al día), no hay que olvidar que podrían clasificarse como «golosinas paleolíticas».

Con las verduras no hay problema, consumirlas sin limitación, sobre todo las que crecen por encima de la tierra. En especial: brócoli, lechugas, espárragos, champiñones, espinacas, alcachofa…

El gran cambio es dejar de comer carbohidratos y también… ¡dejar de beberlos! (alcohol, zumos, bebidas isotónicas, cerveza, refrescos…). Mejor limitarse a lo que ha funcionado en los últimos siglos: agua, té y café. El resto sobra (incluidos los zumos de fruta).

Desde luego, existen cereales libres de gluten, como el teff, el trigo sarraceno, la quinoa, el mijo…, pero no son una buena alternativa al trigo porque tienen un alto nivel de carbohidratos (y eso no los convierte en una solución sino en parte del problema). Muchas personas que abandonan el cereal con gluten y lo sustituyen por otro sin gluten evitan un problema pero crean otro: obesidad, diabetes, etc.

Lector, no hay cereal bueno, eso sería tanto como pensar que hay «guerras buenas» (recuerda que estás en estado de guerra)…, todas las guerras son malas.

No hay nada en absoluto que pueda interesarle a tu salud en una panadería, pastelería, pizzería y en los pasillos de los supermercados donde se exponen los productos derivados del cereal.

En mi caso, cuando dejé de lado los cereales, y reduje los carbohidratos, perdí siete kilos en unas semanas, y dos tallas de pantalones, y donde más se notó fue en el cinturón abdominal. Y todo ello sin hacer ni un solo ejercicio abdominal, sin dietas pasahambres. Nunca más los recuperé; y eso que como las cantidades que se me antojan en cada momento de los alimentos que sí me permito.

Mido 1,79 m y peso apenas 66 kg. Mi terapeuta ayurvédica hace el seguimiento de mis indicadores (masa muscular, ósea, grasa, retención de líquidos, peso…) y siempre me felicita por mi progresión a mejor. Con el tiempo me hice con una báscula inteligente que mide todo eso, qué buena inversión. Llevas en tu móvil todas esas estadísticas a través de una app.

Empecé eliminando el supercarbohidrato: el trigo, por su gluten. Y ya puesto, me animé después con otros carbohidratos de rápida absorción. Reducir los carbohidratos rápidos se ha convertido en una prioridad en mi alimentación porque sé que perjudican a las bacterias beneficiosas del sistema digestivo y benefician a las bacterias indeseables.

No sé tú, pero yo no puedo permitirme ese lujo. Así que soy de los que ha decidido matar de hambre a las levaduras intestinales no ofreciéndoles su platillo favorito: azúcares y carbohidratos.

A más carbohidratos refinados, más diabetes, más enfermedades cardiovasculares, y más obesidad. En mi caso, más niebla cerebral y más migraña.

Abandonar los carbohidratos simples como fuente de energía fue un hito en mi proceso de salud. Un punto de inflexión. Marcó un antes y un después, nunca habría imaginado un cambio semejante. Pocas cosas han creado una diferencia tan grande en mi bienestar. Siempre digo que las dos cosas que más han mejorado mi bienestar y salud han sido: abandonar los cereales y los carbohidratos. Sólo con estas dos correcciones mi bienestar dio un salto cuántico.

Estoy molesto por haberme tragado la inmensa mentira de que los cereales son la base de la pirámide de la alimentación. Menuda leyenda urbana.

Ojalá hubiera sabido lo que sé ahora hace décadas…, cuánto sufrimiento me habría evitado.

Sé que todo esto contradice lo que has oído en la versión oficial. ¿Quieres otra buena razón para aparcar los carbohidratos? Cuando los tomas por la noche interfieren en la producción de melatonina, que participa en una gran variedad de procesos celulares, neuroendocrinos y neurofisiológicos, como controlar el ciclo diario del sueño. ¿No sabías que atravesamos también una epidemia de insomnio? Si quieres dormir bien, evita los carbohidratos para cenar. Mejor pon verdura en tu plato y un poco de fruta. Y un poco de proteína.

Éstas son algunas ventajas para la salud vibrante cuando reduces tu consumo de carbohidratos:

- el páncreas no se estresa
- el azúcar en sangre se mantiene bajo
- pierdes grasa inflamatoria
- el peso se ajusta por sí mismo
- duermes mejor
- te ves mejor y estás mejor

Las frutas son «golosinas»

La fruta también contiene carbohidratos, aunque son complejos y de lenta absorción, por ello aceptables con mesura. Los carbohidratos de calidad proceden de la fruta y la verdura. Pero la fruta es un dulce (por su fructosa), y hay que consumirla con moderación. La fruta forma parte de la alimentación básica, pero con prudencia, es una golosina.

Actualmente, debido a la globalización, disponer de toda clase de frutas durante todo el año es posible. Pero eso va contra la naturaleza, que limita la disponibilidad a las temporadas específicas. Tanta fruta, todo el año, es una de las causas de la formidable epidemia de obesidad actual.

Nuestros ancestros comían fruta en verano y ello creaba depósitos de energía para el invierno, ahora el disponer de fruta durante todo el año acaba por crear problemas de sobrepeso. Entonces, ¿frutas sí? Sí, en su temporada, y siendo de producción local o lo más próxima posible. Y si además es de cultivo biológico, mejor. Pero siempre con moderación.

¿Por qué es mejor la fruta local? Porque cuando la fruta debe viajar largas distancias, es sometida a procesos para proteger su oxidación, eso incluye revestimientos químicos y baños de gases. Todo ello sólo hace que contaminar un producto que se va a consumir... ¡sin hervir o cocer! Además, para alargar su vida se recolecta cuando aún no ha madurado (se provoca su maduración en el trayecto), lo que supone una fruta con más lectinas (ya te he hablado de su pernicioso efecto).

La fruta contiene fibra, y si la comes con piel mejor, ayuda a una absorción de la fructosa más lenta, lo que contribuye a procesarla mejor. Conviene ser prudente con la fruta porque contiene fructosa, que no es más una clase de azúcar. Hay que moderarse con las más dulces como el melón, el mango, la papaya y la piña. Y se puede ser más benevolente con las moras y las bayas azules.

El zumo de frutas no es tan saludable como se cree: es un subidón de insulina. Y como se le ha quitado la fibra de la piel y la pulpa, nos quedamos sólo con las desventajas de su consumo (azúcar y agua) y sin las ventajas (fibra y nutrientes). Piénsalo, cuando comes una pieza de fruta el zumo ya viene en su interior pero tú consigues más nutrientes. Cambia ese zumo de fruta obesógeno de tu desayuno por una pieza de fruta entera. Y ya puestos, sustituye esa tostada, o el bol de cereales, por dos huevos con beicon. Proteína y grasa.

Mis frutas preferidas por su valor nutricional son: arándanos, moras, frutos rojos, manzanas... bajas en carbohidratos. Recuerda que las frutas son los «carbohidratos paleolíticos».

Grasas saludables, energía de alto octanaje

¿Cuál es la alternativa a los carbohidratos? Las grasas saludables. Hablando con propiedad debería escribir: «ácidos grasos», que es su nombre correcto, pero seguiré llamándoles grasas.

La alternativa a los carbohidratos son las grasas de calidad. De hecho, el cerebro enferma por un exceso de carbohidratos y un defecto de grasas. Adivina de qué está hecho mayormente el cerebro, ¡exacto, el 70% es grasa! (y no carbohidratos). La pésima recomendación de sustituir grasas por carbohidratos ha enfermado a la humanidad.

Más grasa y menos carbohidratos, es un buen consejo.

La grasa es tu aliada en este viaje a la salud abundante. Debes saber que el exceso de grasa acumulada proviene de comer carbohidratos y no de comer grasa. Cuanto antes conozcas cómo funciona tu biología, antes podrás ponerla a trabajar para prolongar tu juventud.

Huye del carbohidrato y amígate con las grasas.

El mito aquí es: «Las dietas grasas engordan». La grasa no es la culpable de la obesidad, nos han engañado. Es al revés, las dietas con grasa saludable funcionan mejor que las que eliminan la grasa. Has leído bien, eliminar las grasas hace ganar peso.

Es hora de desenmascarar la conspiración de la industria de los productos *light*, que es puro marketing sin ninguna ventaja para reducir peso.

La grasa es un combustible mejor que la glucosa. La naturaleza es sabia, por eso nuestro cuerpo es un fan de las grasas saludables como combustible de primera clase y detesta la glucosa de los carbohidratos como combustible de segunda. Si tus células pudiesen hablar, se manifestarían en este sentido: «Llévate esos carbohidratos y tráeme grasa». Sustituir lo uno por lo otro sólo tiene ventajas. Y el cuerpo, que es sabio, se adapta enseguida, y abandona la adicción a los azúcares, que poco a poco dejan de apetecer.

La grasa es el combustible preferido del cuerpo (vuelve loco de alegría al cerebro). Y es un combustible limpio, no como el carbohidrato refinado.

Otro mito: «El consumo de grasas y colesterol afecta los niveles de colesterol», no tiene fundamento. El colesterol es un 80% endógeno, es decir, no proviene de lo que se come sino que lo produce el hígado sencillamente porque es indispensable. Y produce el necesario. Comer alimentos con colesterol no afecta el nivel de colesterol en sangre.

La película que nos han contado del colesterol no tiene ni pies ni cabeza, es un *fake*. El colesterol de los alimentos no es el gran enemigo de la humanidad tal como nos han repetido hasta la saciedad: el colesterol que se ingiere no es el responsable del colesterol en sangre. Punto.

El colesterol en sangre es de producción endógena. Y el cuerpo lo produce porque es imprescindible para la función neuronal. Incluso se ha demostrado que niveles bajos de colesterol son precursores de demencia.

Lo que aumenta el colesterol no es la grasa, por ejemplo de los huevos, sino la ingesta de carbohidratos. El colesterol es bueno para la salud. Niveles bajos de colesterol, menores expectativas de vida. Nos han contado las cosas al revés una vez más. Yo ya empiezo a pensar mal.

No deja de sorprender que media humanidad luche contra el hambre y la otra mitad contra la obesidad. Hablando de obesidad, algo se nos ha pasado por alto para que se convierta en la nueva epidemia del siglo XXI. Con una alimentación adecuada, el peso casi nunca debería ser un problema, se ajusta por sí mismo, sin tener que pasar hambre, y sin dietas. No creo en las dietas (como un régimen).

El cuerpo es sabio, sólo hay que dejarle desplegar su sabiduría.

¿Qué grasas deberíamos comer?

Ejemplos de grasas saludables son: salmón, carnes grasas bio, huevos bio, aguacate, aceitunas, aceites de oliva, de sésamo, de coco, de palma, nueces de macadamia… Cuando consumes buenas grasas reduces el riesgo de los dos *killers* más temibles: cardiopatías y cáncer. Y cuando evitas las grasas, te expones a ambos.

Imagino que al leer esta afirmación tus ojos se abrirán como platos. Y sí, sé que nadie te lo había dicho. Más bien todo lo contrario, pero como ya habrás notado el mundo está patas arriba, por eso todo funciona del revés de como te cuentan.

A la hora de desayunar, cambia las tostadas (carbohidrato) por huevos (grasa) y los cereales por fruta. Los huevos contienen todo lo que necesitas para empezar el día: grasas, proteínas, antioxidantes, aminoácidos, vitaminas y minerales. Son un alimento supercompleto. Uno de mis alimentos preferidos que tomo a diario y sin restricción, mínimo dos huevos ecológicos al día.

Para entender lo diferente que es su forma de funcionar, permíteme una metáfora: si prendes fuego en la chimenea, el papel es el carbohidrato; y la leña, las grasas. Uno quema rápido y el otro lentamente. Para calentar una cueva bastarían unos pocos troncos pero si sólo usáramos papel haría falta una enorme cantidad de éste. ¿Ves la diferencia? Ahora, decide, para mantenerte con energía toda tu jornada, ¿qué precisas: papel o leña? ¿carbohidrato o grasa?

Cuando hablo de grasas me refiero a las saludables. No a las tóxicas como son los aceites hidrogenados o grasas trans que provocan cáncer, inflamación y toda clase de problemas.

Tampoco me refiero a los aceites vegetales (ignoro todo aceite que no sea de oliva, coco, o palma, extra virgen y biológico). Descarto los aceites vegetales de soja, maíz, cacahuete, girasol, sésamo, algodón, colza, almendra... por su exceso en omega-6.

Tampoco la margarina, que se parece más a un plástico que a comida (es inexplicable que una grasa sana como es la mantequilla haya sido sustituida, durante décadas, por un engendro como la margarina).

Por grasas saludables me refiero a:

- aceite: oliva, coco, palma
- aguacates
- aceitunas
- frutos secos: nuez de macadamia y otros
- huevos bio
- omega-3: salmón, pescado azul
- carnes de ganado alimentado con pasto
- mantequilla

Se han demonizado las grasas sin razón. Pero estoy aquí para decirte bien fuerte y claro que las grasas te ayudarán a perder peso (no a ganarlo).

Respecto a los frutos secos, una de cal y otra de arena. Son grasos y contienen muchos nutrientes, pero el problema es que en su mayoría son ricos en omega-6. En particular, a evitar el cacahuete, que es muy alérgeno, y las nueces de Brasil, que por su excesivo selenio te pueden dejar calvo en un abrir y cerrar de ojos. Las nueces de macadamia son excelentes.

Creo que este error nutricional ha conducido a muchas personas a enfermar ya que las grasas son indispensables. Son un supercombustible para el cerebro. Y de hecho, protegen de enfermedades que se engloban con la palabra «demencia». ¿Puedes imaginarlo? Por mucho tiempo se demonizaron las grasas y se ensalzaron los carbohidratos..., justo lo contrario a lo ideal para la salud.

Pero espera, aún hay más...

Comer grasa ayuda a perder peso

Cierto. Al no provocar un subidón de insulina (lo que sí hace el carbohidrato) no hay conversión en grasa que almacenar. Es justo al revés de lo que nos han vendido, las grasas saludables adelgazan y los carbohidratos engordan. Ahora ya lo sabes.

Además, las grasas son más saciantes, y por ello evitan que sigamos comiendo más allá de lo necesario.

Yo empiezo todos mis días con una *omelette* de dos huevos (alimento para el cerebro de primer nivel). Los huevos son un superalimento, con grasa de calidad y muchos nutrientes, que sacia y provee de proteínas. No hay cuidado en consumirlo cada día, corre la leyenda urbana de que sube el colesterol. Ni caso.

A media mañana, como tentempié, tomo un puñado de nueces de macadamia (altas en grasas monoinsaturadas) que son muy saciantes y te permiten aguantar durante horas sin tomar nada más. Es mi refrigerio favorito: un puñado de nueces y la mañana se lleva de maravilla.

Lo que hace engordar a las personas son los carbohidratos y no las grasas.

Si estás tratando de negociar contigo mismo y regateas con la cantidad de carbohidratos que vas a comer ahora que sabes todo esto, he de decirte que reducir la cantidad no servirá. Esto no va de más o menos gramos, menores porciones, sino de glucosa en sangre, de índice glucémico, y el páncreas actúa a la menor señal. El problema está en la insulina, que te salva la vida equilibrando la glucosa del carbohidrato pero que a cambio te engorda.

La moda de «cero grasa», comida *light*, «sin grasas», «0% grasa», etc. es un error nutricional de primera clase y también puro marketing para vender más. Olvida todo lo *light*, lo desnatado y «0 grasas».

Una vez más: comer alimentos con colesterol no sube el colesterol en sangre, comer grasas no hace que acumules grasa. Si tan sólo pudieras aceptarlo y comprender el gran engaño que te han endosado…

Si comes más colesterol, el cuerpo compensa produciendo menos. El cuerpo es inteligente y se autorregula. En los primeros meses de la vida, nos procuramos suficiente colesterol a través de la leche materna. Sin colesterol moriríamos o enfermaríamos de trastornos mentales.

Lo expresa a la perfección el químico y autor de varios libros de nutrición Luis Jiménez: «El colesterol que se come influye en los niveles de colesterol en sangre en una de cada tres o cuatro personas y eso en diferentes grados. En algunas de ellas de forma muy restringida. Y en el resto de personas no importa todo el colesterol que coman, sus niveles no variarán por ello, así que pueden olvidarse de controlarlo en sus comidas». Amén.

Por desgracia, la moda *light* en lugar de adelgazar a las personas las conduce directamente a la obesidad. Es sorprendente ver cómo tanta gente sigue justamente la pauta contraria a lo que es saludable sin cuestionarlo.

Nunca me cansaré de repetir que el mundo está al revés; y que ante la duda, es aconsejable actuar siempre a la contra de la tendencia.

Y no sólo en alimentación, sino en todo. ¿Por qué ir a la contra? Porque las mayorías viven en el puro despiste, en un gran engaño, tan sólo observa el mundo y lo comprobarás.

Sé la excepción.

Piensa fuera de la caja.

Sal del promedio.

• LA VENGANZA DE LA NATURALEZA •

Lector, no seas ingenuo: que se permita, que no esté prohibido, que se venda, que sea legal, que siempre se haya comido, que todo el mundo lo consuma… no significa que se trate de comida saludable.

Sé más exigente con lo que le das a tu cuerpo, te juegas la salud. La mayoría de alimentos procesados, que yacen como cadáveres embalsamados dentro de sus envoltorios, están aguardando a que alguien pique y se los trague, que muerda el anzuelo. Ya sabes, por la boca muere el pez, engañado por un apetitoso cebo.

No todo lo que «siempre» se ha comido es bueno para la salud.

Ejemplo: un día reprendí a una persona que se echaba una cantidad de edulcorante desproporcionada en el café. Me replicó: «Si fuera malo no lo venderían». Pobre hombre, pensé. Le hice ver que cada día se venden y compran armas legalmente, y que ninguna tiene nada de bueno; y me alejé. De reojo, pude ver cómo miraba su café, dudaba, y después se lo bebía de un trago. Es algo que pasa a cada momento: ante la duda, para adentro y todo eso que me llevo.

Las veces que visito un supermercado, para muy pocas compras, me entran ganas de reprender a la persona que me antecede en caja por la cantidad de antinutrientes que lleva en la cesta (¡y por los que encima va a pagar!). Pobre gente, ¿cómo es posible que vivan tan engañados?

Con los años, he aprendido que la mejor dieta es aquella que resulta de escuchar el cuerpo e interpretar los síntomas con los que invariablemente nos da *feedback*. El cuerpo es sabio, habla y quiere ser escuchado. Trata de averiguar qué intenta comunicarte.

A veces habla, otras grita con síntomas, cuando no puede más tira la toalla y enferma. Cuando enferma, no es que se haya vuelto loco, no te está fallando; todo lo contrario, te está hablando en el único lenguaje que estás dispuesto a escuchar: el dolor. Si tú no paras, el cuerpo te para, es su estrategia para tu supervivencia.

Tratar de tapar los síntomas con medicamentos es un insulto a su inteligencia.

No creo en la enfermedad, es una completa anomalía. Por eso traté de averiguar todo sobre mi condición migrañosa, no podía aceptarla como un destino.

Tras leer decenas y decenas de libros no convencionales sobre nutrición y salud, descubrí que la clave de la salud está en el sistema digestivo, y que una microbiota (flora intestinal) alterada podía ser una de las causas de mis frecuentes jaquecas. Tenía que explorar en profundidad esa vía de investigación. Y así lo hice.

Siempre que llego a una contradicción con lo establecido, sé que voy por buen camino. Y lo que descubrí me resultaba tan rompedor con lo que sabía (y no era cierto) que llamaba poderosamente mi atención. Me centré en la salud intestinal. Estaba a punto de averiguar que mi problema no estaba en la cabeza, sino en el sistema digestivo. ¡Eureka!

Entendí que los problemas intestinales eran diversos: intestino permeable, celiaquía, intolerancia al gluten, síndrome de colon irritable, enfermedad de Crohn, sobrecrecimiento de levaduras y bacterias (SIBO), microbioma alterado, intolerancias (IG, IH)…

La función cerebral y la intestinal están estrechamente relacionadas, recientemente se ha vinculado el autismo con la composición de la microbiota intestinal (así como otras enfermedades degenerativas del cerebro). Una vez más, para sanar el cerebro antes hay que sanar el sistema digestivo.

Cuida tu intestino para cuidar tu cerebro.

Estoy seguro de que empiezas a ser consciente de que la salud de tu cerebro va a depender del estado de salud actual de tu microbiota. Elévalo al rango de prioridad porque así será.

La buena noticia es que puedes hacer mucho al cuidar de tu alimentación y salud del tracto digestivo. Como por ejemplo: elegir alimentos adecuados, reducir la toxicidad e inflamación, reducir el estrés, tomar suplementos de calidad y reparar el intestino. Descartar los alimentos villanos y malvados. Y centrarse en los alimentos heroicos.

Yo mismo me di cuenta de que lo que comía creaba mi «niebla mental», dolores de cabeza y molestias digestivas. Mi salud no mejoraría con un tratamiento médico novedoso, sino con una nueva alimentación. Tenía que dinamitar la pirámide nutricional con la que crecí. Cuando tuve eso claro, empecé a experimentar cambios en mi nutrición siguiendo un proceso de eliminación selectiva: dejaba de comer un alimento y comprobaba qué pasaba.

Y descubrí lo que no me sentaba bien.

Los antinutrientes, los villanos y los malvados; vamos, los malos de la película. No te apures, los buenos de la película saldrán al rescate.

Los cuatro supermalvados

Son alimentos modernos y que hace 10.000 años el ser humano no consumía (recuerda que desconocía la agricultura y ganadería); y por ello no padecía multitud de enfermedades «modernas». Para la mayor parte de la evolución de nuestro ADN, no existió la agricultura y mucho menos la comida fabricada en los laboratorios. Hemos creado «cosas» para comer que no son comida y para las que no estamos preparados evolutivamente.

Y el cuerpo se ha revelado en contra de:

1) El supermalvado azúcar: El azúcar es un «alimento» moderno, hace mil años no se conocía. Hasta hace muy poco no se ha vinculado con enfermedades tan devastadoras como el cáncer, las enfermedades cardiovasculares y las disfunciones inmunitarias. Es un veneno que acidifica e inflama el cuerpo. Además de envejecer y deteriorar las células, conduce a graves enfermedades. Los peores malvados son el azúcar refinado y el jarabe de maíz con alta fructosa. Los azúcares son toxinas adictivas.

Además de enfermar a las personas, y engordarlas, las envejece como precursor de arrugas y estrías en la piel. Si alguien quiere empeorar su aspecto, lo tiene fácil: azúcar. Como está por todas partes, no tendrá problema en degradar su belleza.

Por supuesto, se enmascara bajo múltiples alias: azúcar invertido, almíbar, melaza, maíz dulce, jarabe de arce, extracto de jugo de frutas, jugo de caña (¿de qué caña?, de azúcar). Y todo lo que acabe en «osa». Cualquier palabra que les evite usar «azúcar» vale... ¡Cuánta creatividad!

El azúcar inflama el cuerpo a cambio de nada: cero valor nutricional, sus calorías son vacías. No se le puede llamar alimento, pero sí antinutriente. Además debilita la función inmunitaria, con lo cual invita a infinidad de microbios patógenos a colonizar el intestino y crear problemas como el SIBO, del que ya te he hablado.

Ahora imagina cómo se me pone el cuerpo cuando paso por delante de una pastelería. Venden dos de los supermalvados más perjudiciales: cereal y azúcar. Por no hablar del tercero, los lácticos añadidos. Considero las pastelerías un lugar tan peligroso como una zona contaminada de radiación nuclear.

El consumo de azúcar está disparado, se consumen de media unos 68 kg al año *per capita*. Y hay que tener en cuenta que por cada diagnosticado de diabético hay el triple de prediabéticos haciendo cola. Me temo que ésta será la causa de la quiebra de los sistemas de salud públicos.

El azúcar se traduce en un aumento de la grasa y obesidad. Por todos es conocida la relación entre el azúcar y la diabetes. La diabetes, como sabes, es una alta concentración de azúcar en la sangre, debido a que la glucosa permanece en el torrente sanguíneo en lugar de trasladarse a las células. La epidemia de diabetes que azota el mundo es el resultado de la ingesta excesiva de carbohidratos y azúcares.

Hay dos clases de diabetes, la tipo I y la tipo II. La primera no tiene cura por el momento, la segunda se puede revertir con un cambio de dieta y estilo de vida. La «buena noticia» es que la diabetes tipo II es el 95% de todos los casos. De modo que la dieta puede revertir el 95% de las diabetes. La diabetes es una puerta a múltiples problemas como la mayor posibilidad de desarrollar Alzheimer (conocida ya como la diabetes de tipo III).

La mayoría cree que la diabetes es una enfermedad genética de nacimiento (sí, de esas que «tocan» o «no tocan»). Pero en el 95% de los casos se enferma a fuerza de hacer méritos. El páncreas, que genera la insulina que descompone el azúcar en sangre, un día dice basta. Se planta porque no puede más. Ese día el azúcar en sangre ya no tiene quien lo corrija y toca inyectarse insulina a diario.

Las frutas también tienen su azúcar: la fructosa (la glucosa de la fruta). No hay que abusar de la fruta, ya que es una «golosina». Conviene reducir la fructosa que se consume a través de las frutas y la eliminación total de la fructosa manufacturada que se añade a muchos alimentos para endulzarlos. Hacerlo significa dar un paso de gigante en la preservación del microbioma intestinal, lo que ha de mejorar en mucho la salud de quien tome esta decisión.

Las frutas son dulces, a pesar de los nutrientes que contienen, que son muchos; y deben tomarse en temporada y con mucha mesura. Hoy, al disponer de fruta todo el año, y no sólo en verano, hay que ser cuidadoso en su consumo y no excederse. La fructosa es un carbohidrato que afecta los niveles de insulina. Y como norma siempre es mejor comer la fruta con su piel (por su fibra) antes que exprimida como jugo, pues pierde micronutrientes, fibra, y en cambio conserva toda su fructosa.

Sobre la obesidad, recuerda que la grasa acumulada es un síntoma de inflamación que, a su vez, vierte inflamación en el torrente sanguíneo. Esa barriga, esa grasa excesiva son precursores de enfermedades. Hay que tomarse el exceso de peso, no como un problema estético, sino como un atentado a la salud. Por lo general, al aumentar la talla de cintura aumentan las posibilidades de enfermar.

No te creas que el exceso de peso se combate con ejercicio, el cual siempre es imprescindible para estar sano, ni con dietas que cuentan calorías..., todo eso no funciona y produce un efecto rebote porque no es sostenible. Si alguien quiere perder kilos en pocas semanas, basta con dejar de comer cereales y carbohidratos en general. Es automático, rápido y sin sacrificios.

Yo sólo considero un endulzante, la miel sin refinar. Y no la uso. Tómala con mucha mesura ya que todo lo que tiene sabor dulce induce una respuesta de liberación de insulina. Huye como de la peste del «jarabe de maíz con un alto índice en fructosa», los edulcorantes artificiales y los naturales como la estevia. En el próximo capítulo te explicaré por qué. A propósito de la miel, ¿has pensado alguna vez por qué la naturaleza le ha puesto unos guardianes tan feroces como las abejas? La razón es sencilla, la naturaleza es sabia y nos mantiene alejados de lo que nos perjudica.

2) Los supermalvados lácteos: Sobre los lácteos se podría escribir un libro entero, pero como es un tema que no me entusiasma mucho prefiero no dar más que unas pinceladas. El 65% de las personas no los toleran bien, pero eso es generalizar mucho, todo depende del linaje de tus ancestros e incluso de tu grupo sanguíneo. En general es mejor olvidarse de los lácteos. Mi historia de amor con los lácteos terminó hace unos veinte años. Y por sensatez, decidí romper para siempre con la leche y todos sus derivados. Tal vez un par de veces al año tomo un yogur porque es un fermentado, pero nada más, aunque por su histamina no me sientan muy bien. No puedo entender como un animal (nosotros) elige alimentarse con leche de otro animal (vacas, cabras).

Aunque decir que no tomo lácteos es una presunción. Debido a la obsesión de los humanos por la leche, la incluyen en todas partes. La leche es ubicua. Los lácteos se esconden en infinidad de alimentos, así que seguro que me cuelan goles por la escuadra con frecuencia sin que me dé cuenta.

Debido a que los lácteos son muy inflamatorios, se tenga o no la condición de intolerancia a la lactosa, es adecuado retirarlos del todo, y para siempre. Tomar leche más allá de la etapa de amamantamiento debería considerarse un error nutricional. No hay animales que tomen leche una vez pasados los primeros meses de vida, salvo el ser humano.

Deshazte de la idea de que tomar leche es natural, no lo es.

Pero el problema de seguir tomando lácteos de adultos, aparte de la intolerancia a la lactosa, es que las vacas están atiborradas de hormonas y antibióticos. Y su carne y leche también lo está. Cada vez que un humano consume vacuno, y productos lácteos, está tomando una dosis de antibióticos (pobre intestino) y hormonas (pobre tiroides) que van a perjudicar su salud.

Si alguien insiste en tomar lácteos, debería consumir únicamente leche procedente de ganado que se alimentó libre de medicamentos y que comió pasto. Encontrarla, y pagar su elevado precio, no siempre es posible. El otro problema es que la leche desnatada ha perjudicado más que beneficiado a quien la toma, pues se la ha relacionado con el cáncer. Es difícil entender la manía del ser humano por alterar los alimentos: ¿para qué eliminar la beneficiosa grasa de la leche entera? Está demostrado que su grasa saturada no causa obesidad.

Muchas personas empiezan mal su día: un tazón de leche al que añaden azúcar y cereales. Un cóctel inflamatorio de primera categoría. Mi recomendación: sustitúyelo por un vaso de agua con unas gotas de limón, un alcalinizante de primera, y verás qué cambio.

Quisiera desenmascarar la leyenda urbana que afirma: «Los lácteos por su calcio son buenos para los huesos». El problema es que los lácteos acidifican el cuerpo, y entonces el organismo, para protegerse, utiliza minerales que saca de los huesos para volver a alcalinizarse. En resumen, tomar lácteos significa: calcio que entra y calcio que se va.

3) Los supermalvados cereales y pseudocereales: De los que ya te he hablado en un capítulo anterior. Basta recordar que el cabecilla de este grupo de malvados, el trigo moderno, es una aberración de laboratorio. De entre todos los malvados, tal vez el trigo es el peor por su contenido en gluten y lectinas.

Otros granos contienen prolamina, un tipo de lectina propia de la quinoa, el maíz y la avena, se comporta como el gluten. Para personas con condición sensible al gluten, las prolaminas pueden dañar su intestino y desencadenar una reacción inmune. Por cierto, las caries aparecen cuando se introduce el cereal en la alimentación de la humanidad. Ojo al dato.

El gluten es ubicuo, además de estar en los productos hechos con harina de granos, se añade a cosméticos, salsas, alimentos… debido a su efecto aglutinante que compacta. Como lo define Alessio Fasano, experto en cereales: «El gluten es una molécula no digerible por ningún ser humano».

El trigo moderno ha sido cruzado una y otra vez con otras especies vegetales (imagina cruzar un animal con otras especies animales, aberrante), hasta conseguir algo innombrable que no tiene nada que ver con lo que comían nuestros antepasados hace apenas un siglo.

El trigo actual (42 cromosomas) es de largo el producto más modificado genéticamente que comemos, tanto es así que algunos le llamamos «frankenstrigo». No tiene nada que ver con el cereal original y silvestre Einkorn (14 cromosomas). No sé qué cosa come la gente cuando consume pan, pero desde luego no es trigo.

4) Los supermalvados carbohidratos: Ya te he hablado de ellos en el anterior capítulo. No puedo expresar lo definitivo que resulta reducir al máximo la ingesta de carbohidratos.

En mi caso, eliminar al máximo los carbohidratos creó una enorme diferencia: una claridad mental desconocida antes y una reducción de mis jaquecas. Además de la autorregulación automática del peso y la desaparición del flotador de grasa abdominal.

Pero en esta guerra nutricional contra la salud hay más involucrados…

Los villanos nunca descansan

Por si el gluten y las lectinas, los azúcares y los lácteos además de los carbohidratos no fueran suficiente, la lista de indeseables se alarga aún más…

1) Sal común: Veneno adictivo (como la cocaína) que se vincula con hipertensión, cálculos renales, enfermedades cerebrovasculares, insomnio, etc. Evitarla es lo más inteligente. Una vez que se vive feliz sin sal, afloran los sabores que antes ésta enmascaraba, el sentido del gusto se potencia. Tuvo sentido el uso de la sal como conservante cuando no existían neveras y congeladores, hoy es solamente un veneno que habría que erradicar de todas las cocinas. Para aliñar ya hay muchas hierbas aromáticas y especias. Particularmente evito restaurantes donde abusan de la sal, que son muchos.

2) Hormonas de crecimiento en la carne: Cuando comas carne debes saber que viene adobada con hormonas (estrógenos), antibióticos, esteroides y una propina de tóxicos que ingresan en el cuerpo. Aunque cada país tiene su legislación al respecto, he de recomendar el consumo exclusivo de carne biológica que se ha criado comiendo pasto.

3) Pesticidas: Cada vez que comemos frutas, verduras y cereales, todo lo que crece sobre el suelo y en un árbol es susceptible de incorporar los tóxicos más potentes diseñados por el ser humano para acabar con la vida de los insectos y las plagas. Todo ello no es indiferente a nuestra salud y nos afecta. Como la fruta es fumigada frecuentemente, mejor tomarla sin piel (adiós fibra). El peor

pesticida de todos es el glifosato o de la marca Roundup. Aleja a tu familia de esto.

4) Jarabe de maíz con un alto índice de fructosa: Es una bomba edulcorante incluida en infinidad de alimentos procesados. Vuelve loco al páncreas y favorece la diabetes y la obesidad. Bloquea el sistema hormonal saciante por lo que induce a comer más de lo necesario. Está muy de moda por su alto poder endulzante. A pesar de tener un nombre bien bonito, es un supermalvado.

5) Conservantes: Es imposible elegir el peor porque hay muchos y muy malvados, pero tal vez por su ubicuidad los nitritos y los nitratos son de los peores, muy populares en los embutidos (altamente desaconsejables). Hay que evitar los conservantes a toda costa. Siempre es mejor comer carne fresca sin conservantes. Si quieres conservarte sano, aléjate de los conservantes.

¿Te has preguntado alguna vez cuántos aditivos entran en tu plan de alimentación? Se calcula que unos 10.000 diferentes. Muchos de ellos enmascarados bajo inocentes nombres, algunos ni siquiera figuran en las etiquetas de composición.

La industria alimentaria utiliza excitotoxinas que hacen de la comida algo sabroso, pero que atentan contra la salud: migrañas, depresión y varias enfermedades neurodegenerativas. La excitotoxinas son sustancias que excitan las células (neuronas) hasta el agotamiento y su muerte.

6) Saborizantes, colorantes: «Cosas» que nadie compraría a granel para dárselas a su hijo y que son añadidas a alimentos que se convierten en basura tóxica. (Te recomiendo tener a mano una bolsa por si te dan arcadas al leerlo). El más habitual es el glutamato monosódico (GMS), una peligrosa excitotoxina muy común en la comida china y la procesada. Muchas de mis cefaleas se han debido a ingerir inadvertidamente este veneno superpeligroso. Los colorantes abundan en las golosinas y en los alimentos procesados,

así como en las bebidas. Reflexiona: ¿qué persona mínimamente sensata se bebería un refresco de color azul, rojo, amarillo…, etc.?

7) Grasas trans: Son los aceites hidrogenados y los parcialmente hidrógenos. Es un proceso químico que se aplica a aceites vegetales que los convierte en un veneno. Un invento para que el aceite se solidifique y pueda envasarse y para que la comida aguante más tiempo sin enranciarse. Un proceso que es una auténtica guarrería química y que debería avergonzar a los fabricantes de comida que lo usan en sus productos destinados a comerse. Son muy habituales en la bollería industrial. (Si aún no has usado la bolsa para vomitar, pásamela, que creo que la voy a necesitar…).

8) Legumbres: El consumo de cereales y legumbres permitió a la humanidad asentarse, cultivar y almacenar alimento para los momentos en los que no abundaba la comida. Eso, sin duda, posibilitó que el ser humano se pudiera ocupar de otras cosas que no fuesen el estar permanentemente buscando comida. En consecuencia la especie evolucionó, las ciudades emergieron, aconteció el progreso. La Revolución Agrícola, hace unos 10.000 años, cambió el escenario y las reglas de juego. Pero a costa de un elevado precio: la salud. Las legumbres son hijas de ese proceso y, aunque tienen muchos nutrientes, resultan bastante indigestas (de ahí la cantidad de gases que producen). Es verdad que contienen interesantes nutrientes, pero el costo de digerir las legumbres debería convencernos y hacer que nos alejáramos de ellas. En mi caso, no las como nunca por su contenido en lectinas.

9) Alimentos acidificantes: Ciertos alimentos acidifican el cuerpo, lo que lo expone a enfermedades. La mayoría de alimentos son acidificantes (carne, pescado, huevos, cereales, azúcares, café…), y muy pocos son alcalinizantes (agua, fruta, verdura). Para frenar el envejecimiento necesitamos alcalinizarnos. Bebe agua de coco y te alcalinizarás de una manera muy agradable. Sustituye esos botellines de agua de grifo filtrada que te venden a precio de oro, por un mini *brick* de agua de coco.

Y la lista sigue, pero no quiero deprimirte.

Ahora entiendes por qué entrar a comprar en un supermercado es como entrar en un campo de minas: te juegas la vida.

Yo suelo pasarme un buen rato leyendo las etiquetas con la composición; pero la industria alimentaria sabe que sabemos leer, así que es muy creativa cambiando nombres y usando palabras inconcretas que ocultan tóxicos. Tampoco está obligada a incluir en sus etiquetas componentes en baja proporción, así que leerlas sólo sirve para hacerse una idea aproximada.

Por cierto, debería extrañarnos que la comida venga en un envase, lleve etiquetas nutricionales e incluya ingredientes que no sabemos descifrar. ¿No es inquietante?

Como ya estoy muy desengañado, sólo acudo a los supermercados a por productos muy concretos en sus secciones ecológicas, de limpieza y de higiene. Y poco más.

La comida real la compro en establecimientos biológicos, mercados de abastos y fruterías. Aun así, no estoy a salvo de la «guerra química» a la que nos someten, pero al menos puedo esquivar algunos obuses.

Los siete inflamatorios

Cuando los malvados y los villanos se unen, crean bandas de forajidos y pistoleros (¿te acuerdas de la película *Los siete magníficos*?). Te presento «los siete inflamatorios» responsables de intolerancias alimentarias múltiples:

1. Gluten
2. Lácteos (y derivados)
3. Granos (todos)
4. Legumbres (todas)
5. Maíz
6. Soja
7. Solanáceas (tomates, pimientos, patatas, berenjenas, bayas goji)

Has leído bien, quítate de la cabeza que los alimentos de la lista de arriba son necesarios o esenciales. Por supuesto que incluyen nutrientes, pero las desventajas pueden superar las ventajas de consumirlos.

Son totalmente prescindibles. Son bandidos que roban algo más valioso que el dinero: la salud.

Di «no» a la inflamación.

Los malos de la película: los alimentos acidificantes

Como ya te he mencionado los alimentos acidificantes, permíteme ahora hacer una inciso para hablarte de ellos.

La mayoría de alimentos son acidificantes. Lo son, por ejemplo, las carnes, los pescados, los lácteos, los huevos, los dulces, los cereales y sus derivados, la comida rápida, la comida procesada… Y son alcalinizantes, por ejemplo, las verduras, las hortalizas, las frutas, el té verde, además del agua…

Un cuerpo ácido requiere del calcio de los huesos para compensar el ácido y alcalinizarse. Así que si padeces de osteoporosis, lo mejor es alcalinizarse para evitar descalcificar los huesos. Tomar leche sólo hace que empeorar las cosas (¡la leche acidifica!). ¿Imaginas cuántas personas están ahora cometiendo un error en relación a esto? Más lácteos no es menos osteoporosis, sino más.

En efecto, más calcio no se traduce en huesos más sólidos. El organismo toma calcio de los huesos para mantener alcalino el cuerpo y eso descalcifica los huesos.

Tal vez, la osteoporosis tiene que ver más con un exceso de acidez que con un defecto de calcio. Y uno de los mayores responsables de la carga ácida es el trigo. ¿Menos trigo, huesos más fuertes? Sospecho que sí.

Un entorno ácido es el caldo de cultivo de lo peor: cáncer, artritis y otras enfermedades.

El estrés, la deshidratación, ciertos alimentos… acidifican el organismo. Alcalinizar tu organismo es uno de los objetivos permanentes si quieres mantener el cuerpo sano y ralentizar tu envejecimiento.

Mi método para alcalinizarme: un vaso diario de agua con unas gotas de limón al levantarme. Puedes medir tu acidez/alcalinidad con un simple test de tiras reactivas a la orina que venden en las farmacias.

Llegan los héroes: el Séptimo de Caballería

Veamos ahora algunos héroes, que los hay, de este conflicto entre tu salud y la industria alimentaria (el *Big Food*). Menos mal que podemos contar con ayuda, la caballería galopando al rescate de nuestro maltrecho organismo.

Aunque parezca que no puedes comer muchas cosas, hay muchísimas otras que sí conviene consumir. Son los alimentos que nuestros ancestros asimilaron y a los cuales se adaptaron. Los mismos alimentos que cuidaron de los ancestros cuidarán de tu salud.

Verás cómo una alimentación sana reforzará tu cabello y tus uñas y mejorará el aspecto de tu piel. Lo que te cuida por dentro se refleja afuera. Una persona radiante tiene buena salud, y la tiene porque se alimenta correctamente.

1) *Grasas saludables:* Permiten aprovechar los nutrientes de los alimentos haciéndolos más biodisponibles o aprovechables. Refuerzan la pared intestinal al proteger las paredes de las células. Las paredes de las células están hechas de grasa así que éstas las refuerzan. En esta categoría están: el aceite de oliva, el aceite de coco, el aguacate, las aceitunas, el coco, los pescados azules y algunos frutos secos. El cerebro es un 70% grasa, así que proteger nuestro órgano más importante va a exigir una buena dosis de grasa y colesterol.

2) *Colesterol:* Ahora se ha descubierto que las personas con colesterol bajo viven menos que las que lo tienen alto, debido a que el colesterol, creado endógenamente en su inmensa mayoría, es indispensable para la buena salud de la membrana celular y de las arterias. El cerebro necesita colesterol (es su combustible, es un nutriente neuronal) para mantenerse saludable, en el momento en que se reducen sus niveles, se promueven las enfermedades mentales degenerativas. Quién sabe si bajar el colesterol con medicamentos es un error que tarde o temprano se abandonará como una práctica obsoleta del pasado.

3) *Huevos:* El huevo, al que se le ha demonizado, es la más completa de las proteínas para el ser humano porque la asimilamos mejor. Es

un superalimento que reduce la inflamación. Después del huevo, según el nivel de asimilación, vendrían las proteínas del pescado, la carne, los vegetales, por este orden. Contra lo que se ha dicho, su consumo diario reduce los niveles del colesterol perjudicial. Es un superalimento, contiene grasa que el cerebro necesita para funcionar correctamente y no enfermar. Piénsalo, los huevos contienen un espectro de nutrientes suficientes como para crear un ser vivo completo.

Yo tomo de dos a tres huevos diariamente, sí, cada día, para desayunar. Son una fuente de vitaminas, minerales, proteínas y ácidos grasas omega-3. Son saciantes y bajos en calorías. Y sin carbohidratos. Es muy recomendable consumir huevos que provienen de gallinas con alimentación ecológica y criadas en libertad, son más caros pero vale la pena. (Los convencionales sí son inflamatorios por la inadecuada alimentación de la gallina).

4) *Agua:* Sólo el agua quita la sed, tengámoslo presente. En mi caso, lo primero que tomo ante una incipiente jaqueca es un vaso de agua (la deshidratación causa infinidad de síntomas, el dolor de cabeza entre ellos). Y muchas veces con eso basta. Pruébalo y no te precipites con los analgésicos. Empieza el día tomando un vaso de agua con unas gotas de limón, y te alcalinizarás. Recomiendo el agua filtrada por un equipo de ósmosis inversa (puedes instalar un sistema en tu cocina) y evitar beber el agua del grifo o acarrear agua embotellada en plástico. Aunque la ósmosis supone una inversión inicial importante, y un gasto de mantenimiento, lo agradecerás. Sobre la cantidad a beber, no creo en las pautas de cierto número de vasos (¿cómo sabrán el tamaño de los vasos que uso yo?). Mejor bebe cuando tengas sed y no te dejes manipular por la publicidad de las empresas embotelladoras.

5) *Aceite de coco:* Es cardioprotector (quién lo iba a decir: ¡un aceite saturado!) y además es antimicrobiano, antifúngico y protege de las infecciones. Es como un antibiótico pero sin efectos secundarios en la microbiota intestinal. Muy eficaz en: caries, otitis, neumonía, problemas intestinales..., elimina los microorganismos

responsables de determinadas enfermedades. Preventivo, y como tratamiento eficaz en los trastornos neurodegenerativos. Es un supercombustible para el cerebro. Te hablaré de él en otro capítulo. Para mí su descubrimiento supuso una revolución. Y no sólo lo uso para cocinar, también como *antiaging* para el cuidado de la piel.

6) *Verduras:* No hace falta que mencione que tus comidas deben incluir verduras en su mayor diversidad, de forma masiva. Ni insistir en la necesidad de incorporar ensaladas frescas en todos los platos. Es tan obvio que no hace ni siquiera falta mencionarlo. Con las verduras: sin limitación. Que sean el plato principal, y la proteína el acompañamiento.

En resumen

Come comida de verdad y olvida la comida procesada y transgénica. Di «sí» a lo natural y «no» a lo artificial.

Examina los ingredientes de cada producto y descarta aquellos que tengan más de cinco componentes, y ya me parecen muchos. No comas lo que no entiendas (si lees los ingredientes, verás que estás comprando un cóctel químico indescifrable).

Que esté permitido venderlo no significa que puedas permitirte comerlo. Las autoridades son laxas y permisivas con los alimentos y las medicinas que nos endosan las industrias alimenticia y farmacéutica.

No me cabe ninguna duda de que la humanidad está sufriendo una intoxicación masiva y paulatina que tendrá desastrosas consecuencias (ya las está teniendo desde hace décadas).

Pero en mi opinión, de entre todos los malvados, el cereal y los azúcares son lo peor de lo peor en la alimentación. No habría que consumirlos se tenga o no una enfermedad autoinmune, porque son muy inflamatorios, y los precursores de un sistema digestivo enfermo que creará condiciones autoinmunes, las cuales causan enfermedades más o menos graves.

Sí, el cereal y los azúcares son altamente inflamatorios y enervan al sistema inmune. El cereal por su parte, además, facilita que las células de las paredes del intestino se separen, provocando un intestino permeable. Y eso, como ya has visto, es el primer paso a la condición autoinmune (una «guerra civil» en el organismo).

Recuerda que estás involucrado en una guerra química, sucia, silenciosa, donde te juegas la salud y más.

• EL SABOR AMARGO DE LOS EDULCORANTES •

Es hora de derribar otro mito insostenible: «Los edulcorantes sin calorías adelgazan». Es otro engaño. No se adelgaza con una dieta, ni con píldoras, ni contando calorías, ni haciendo ejercicio... y menos tomando edulcorantes.

La moda *light*, que oculta un uso masivo de edulcorantes, no es la solución. Cuando aparece la palabra *light*, tiemblo, porque sé que estoy ante un producto alterado, comida no real. Me temo que cambiar el azúcar por edulcorantes no hará que adelgaces; pero sí que te intoxiques con sustancias químicas. Además sustituir lo malo por lo peor, no hará más que añadir más efectos secundarios indeseables para tu salud.

Creo que el consumo de edulcorantes artificiales sin calorías merece un capítulo propio ya que éstos se incluyen en miles de productos de uso diario. Revisa la composición de los productos en los anaqueles del supermercado y te darás cuenta de que la industria alimentaria está obsesionada con endulzar sus productos (y hay una razón poderosa que te revelaré).

Tanto es así que hoy se presupone que todo lo que comemos debe tener un sabor dulce para que la gente se anime a consumirlo. La industria alimentaria sabe que, cuanto más dulce es la comida, más irresistible resulta (porque lo dulce es adictivo para las terminaciones nerviosas del cerebro).

En realidad, no pretenden endulzar tu vida, sino engordar sus beneficios (y a ti de paso). Un consumidor adicto es un cliente fiel.

El azúcar se ha convertido en un ingrediente ubicuo: está en todas partes y con los nombres más inidentificables que puedas imaginar. Como ninguna mentira puede sostenerse mucho tiempo, las voces de los consumidores –por fin hoy– se alzan en protesta, al conocer los efectos dañinos para la salud del azúcar (el veneno blanco).

Matándome suavemente con su dulce sabor

La industria alimentaria no ha tenido más remedio que buscar alternativas al azúcar. En las últimas décadas se ha intentado encontrar un sustituto del azúcar para seguir atiborrándonos de sabores dulces, y continuar así con su estrategia adictiva. Recuerda que el azúcar es una sustancia tan o más adictiva que una droga.

Un mercado de consumidores adictos a la comida asegura los beneficios de la industria.

Científicos, a sueldo de la industria, han inventado, una tras otra, sustancias que en un primer momento prometían ser el sustituto perfecto del azúcar. Con los años, se han ido revelando diferentes efectos perjudiciales secundarios de cada uno de esos dulces «inventos».

La idea ha sido, y sigue siendo, crear un producto sin calorías, y por tanto que no engorde, y que además no eleve el azúcar en sangre. Hay que reconocer que hasta ahora ha sido peor el remedio que la enfermedad.

Veamos la lista de algunos efectos secundarios de los edulcorantes (ya sean naturales o artificiales).

La lista es ciertamente preocupante:

Estimulan el apetito. Al bloquear las hormonas de la saciedad, el hecho de ingerir edulcorantes artificiales retarda el punto de saciedad; y por ello se acaba comiendo más de la cuenta. De ese modo, provocan indirectamente la obesidad.

Deprimen el metabolismo. Un metabolismo más lento reduce el nivel de energía, lo cual invita al cuerpo a almacenar las calorías ingeridas, que se convierten en grasa acumulada. (Si aumentase el metabolismo, las quemaría).

Provocan diabetes. Si se consumen de forma habitual bebidas azucaradas o alimentos con edulcorantes artificiales añadidos, se incurre en un riesgo de desarrollar diabetes que duplica las probabilidades de la media. Es incluso mejor usar el azúcar convencional, el cual «sólo» multiplicará por uno y medio ese riesgo.

Son adictivos. Toda sustancia dulce crea adicción independientemente de si se trata de una sustancia natural o artificial. La razón de ello es que activan los centros de placer del cerebro, lo que crea la necesidad de repetir ese estímulo agradable (dependencia). Ahora entenderás por qué se incluyen en tantos alimentos en los que no es necesario modificar el sabor... Sí, para «fidelizar» al consumidor mediante la adición.

Alteran el microbiota intestinal. Si ingieres edulcorantes, tienes la flora intestinal alterada. Y es ahí donde empiezan numerosos problemas. En general, molestias digestivas como dolor o hinchazón. Por ejemplo, una sola dosis de sucralosa altera el frágil equilibrio de bacterias en el intestino y desequilibra el ph. Recomponer ese equilibrio requerirá tiempo y una acción compensatoria con probióticos. Los efectos negativos se mantendrán mucho tiempo después de haber consumido edulcorantes.

Aumentan el peso. Quienes toman edulcorantes tratan de evitar aumentar el peso, pero acaban ganándolo debido precisamente a ellos. Los endulzantes artificiales se asocian al sobrepeso. Tomar refrescos *light* engorda tanto o más como tomarlos con azúcar. Los edulcorantes artificiales causan cambios metabólicos que hacen engordar. Como se ve, no sólo no contribuyen a bajar de peso, sino que hacen ganarlo.

Favorecen la resistencia a la insulina. Todo lo dulce, sea cual sea su origen, promueve una respuesta de la insulina, y ello provoca la diabetes. El problema ya no es engordar o no; sino algo más grave: enfermar.

Inflaman el intestino. Tanto el azúcar como los edulcorantes son altamente inflamatorios. Se vincula a los edulcorantes artificiales con las enfermedades inflamatorias del intestino como por ejemplo la enfermedad de Crohn y la colitis ulcerosa.

En definitiva: los edulcorantes (incluso sin calorías) engordan y además enferman.

Si bajar peso es el objetivo, no tiene sentido caer en la trampa de los productos *light*, o matarse haciendo ejercicio en el gimnasio, pasar hambre, contar calorías… Todo eso no funciona. Por ello el 95% de las dietas y de los métodos de adelgazamiento fracasan, y el 5% restante tiene un efecto rebote (aumento de peso) a medio plazo. ¡Oh! Ya te lo he dicho antes, la única solución real y sostenible es un cambio de alimentación.

Para perder peso, sin esfuerzo, sin pasar hambre, sin contar calorías, basta con eliminar ciertos alimentos, entre ellos: el azúcar, el cereal, y en general, los carbohidratos, lo cual reduce los niveles de insulina, y permite al organismo dejar de acumular grasa para empezar a usarla como combustible.

Luchar contra el hambre no tiene sentido, en la guerra entre tú y ella siempre gana el hambre (la nevera está muy cerca). Para perder peso no hay que dejar de comer, sino de dejar de comer lo que engorda.

Pero reducir el peso no debería ser el objetivo principal, sino un efecto más de una buena alimentación; sucede de forma natural. El objetivo debería ser reducir las causas que llevan a la inflamación crónica y al debilitamiento del sistema inmunitario. Se evitarían así infinidad de enfermedades debidas a una mala alimentación. Y de paso se reduce el peso.

Edulcorantes no calóricos

Asistamos ahora a una «rueda de identificación» de los sospechosos habituales (ya te anticipo que todos son culpables de crímenes contra la salud). Éstos son algunos edulcorantes artificiales no calóricos que he alineado en esta improvisada galería de identificación (todos a evitar, muy seriamente):

- sacarina/Sweet'n Low
- ciclamato
- aspartamo/NutraSweet
- sucralosa/Splenda, Equal
- acesulfamo potásico

- neotame
- advantame

No son naturales, no son nutritivos, no contienen calorías… Pero sí tienen efectos secundarios negativos para la salud. Me pregunto una y otra vez: ¿para qué meterse en el cuerpo sustancias fabricadas en un laboratorio? ¿Pondrías en la boca de tu hijo un producto químico con el que experimentan una pandilla de científicos locos?

Lee las etiquetas de los contenidos de los alimentos y descarta cualquier producto que contenga algo igual o parecido a los que aparecen en la lista de arriba.

Los edulcorantes son cientos de veces más dulces que el azúcar (¿no es esto una locura del todo innecesaria?, ¿para qué tanto?). Son una exageración. Imagina todo esa química excitando los receptores cerebrales gustativos…, cómo los saturan y agotan, y cómo los dejan sin energía, hasta la muerte.

Un segundo de sabor en la boca a costa de meses de caos en la microbiota intestinal. ¿Sale a cuenta? Una sola toma de edulcorante, por ejemplo de sucralosa, puede destruir la mitad de tus microorganismos imprescindibles en tu microbiota.

Mi mejor consejo es que huyas, como de la peste, de estas sustancias edulcorantes que acaban con las bacterias beneficiosas del intestino (y facilitan la proliferación de las perjudiciales) de tu delicado hábitat intestinal.

Lo chocante es que se promocionan como productos de «régimen», saludables, *light*, cuando en realidad crean problemas ¡peores que el consumo del azúcar!

Has leído bien, por ejemplo, el aspartamo es una excitotoxina que crea un estado de toxicidad en los neurotransmisores. Esta sobreexcitación neuronal puede agotar y matar las neuronas.

El Dr. Bruce Fife, nutriólogo, lo explica así en uno de sus libros: «La exposición a una gran cantidad de neurotransmisores excitadores (aspartamo, glutamato monosódico) al mismo tiempo estimula excesivamente las neuronas y las lleva a un estado frenético de actividad que agota sus reservas de energía, lo que hace que se saturen y mueran». Neuronas, R.I.P.

Las consecuencias de su consumo sostenido son: deterioro intelectual, pérdida de coordinación, demencia senil, pérdida de memoria, enfermedades neurodegenerativas...

Game over.

Edulcorantes calóricos

Pasemos a la siguiente «ronda de identificación» de sospechosos habituales: es el turno de los edulcorantes naturales (ligeramente calóricos):

- sirope de arce
- sirope de agave
- sirope de maíz
- sirope de coco
- sirope de malta
- estevia/Truvia, Purevida

La sobrevalorada estevia se ha presentado como un endulzante natural, aunque en realidad se procesa y refina pero no es un alimento tan inocente como se ha presentado.

Se han hecho correr infinidad de leyendas urbanas sobre una supuesta conspiración de las azucareras para prohibirla. Pura paranoia. No nos hagamos ilusiones. Las azucareras, además del azúcar, también controlan la producción de la estevia refinada. Son las dueñas de ambos mercados y no van a perjudicarse a sí mismas.

Lo que sucedió fue que la FDA prohibió la estevia, acertadamente, por sus peligros para la salud. Sin embargo, ciertas presiones arreglaron su consumo como suplemento, que no como alimento.

Hay estudios que vinculan la estevia con daños en la función tiroidea, hepáticos, renales y en el microbiota (disminuyen las bacterias beneficiosas y fomentan las poco saludables). Vamos, que no es la arcadia feliz que se prometía: un producto natural e inocuo. No es ni una cosa ni la otra.

Resulta que la estevia es tan adictiva como el azúcar. ¡Vaya, y parecía tan inocente!

El sabor dulce siempre es adictivo, cualquiera que sea su fuente: natural o química. La industria (*Big food*) lo sabe y lo incluye a toneladas en cualquier producto, incluso en los platos salados.

Mi experiencia con la estevia no fue buena. A día de hoy ya hemos roto relaciones. Sucedió que me aficioné a una bebida de extracto de té (incluía además algo de cafeína y ginseng) endulzada con estevia. Resultaba estimulante, agradable, pero me producía dolor de cabeza. Examiné la composición y lo achaqué a la combinación de cafeína y ginseng. Pero no fue hasta más tarde que me fijé en que contenía estevia. Ahí estaba la causa.

Mi condición de migrañoso es un detector infalible de los «sospechosos habituales», de los malvados y villanos.

Adivina cuáles son los síntomas más frecuentes del consumo de estevia. Lo averigüé: dolores de cabeza, molestias digestivas, mareos… Como un vasodilatador que es, baja la presión, y produce jaqueca al dilatar las arterias cerebrales en las personas sensibles y migrañosas. Para quienes padecemos dolores de cabeza éste es un añadido a evitar.

Por cierto, si alguien pretende llevar una dieta cetogénica (te hablaré de ella en otro capítulo), mejor que olvide la estevia ya que no le permitirá entrar en estado de cetosis (es anticetogénica). Y si ya lo está, le sacará de ese estado inmediato.

El siguiente grupo de edulcorantes que veremos crea ese mismo efecto. Cualquier edulcorante de la familia de los «alcoholes del azúcar» bloquea la cetona. Basta usar un dentífrico con xilitol (o un chicle) para interrumpir la producción de cetona.

Alcoholes del azúcar

Te presento un nuevo grupo de edulcorantes, como ves la creatividad en este tema es inacabable. *Ladies and gentlemen*, los «alcoholes del azúcar». Algunos edulcorantes de la familia de los «alcoholes del azúcar» son:

- xilitol
- manitol
- eritritol
- sorbitol

- maltitol
- lactitol

Son calóricos (aportan algunas calorías), aunque menos que el azúcar. Pero hay que matizar: no son ni azúcares ni alcoholes, son carbohidratos; y ya puedes imaginarte que harán de todo menos lograr que pierdas peso. Su sabor no es tan intenso como el de los edulcorantes artificiales, por ello no agotan a las neuronas receptivas del sabor hasta la extenuación como los edulcorantes artificiales. Son lo mejor de lo peor: una bomba insulínica de baja intensidad.

Se ha vinculado a los «alcoholes del azúcar» con el dolor de cabeza. Y su efecto se multiplica cuando se combinan varios edulcorantes a la vez (lo que es frecuente): estevia con xilitol o sorbitol, etc. Aunque no lo creas, sí hacen eso: combinarlos.

Tal vez hayas oído recomendar chicles de xilitol para la salud dental. Otra leyenda urbana. Resulta que se necesitan cantidades enormes para conseguir algún beneficio y, en cambio, los efectos nocivos se notan incluso con dosis bajas: malestar digestivo.

Vivir en medio de una guerra química, como en la que estamos, ocasiona esto: no puedes bajar la guardia ni relajarte ni un momento, incluso con lo que te venden como «saludable». La amenaza tóxica acecha por todas partes, principalmente en la alimentación.

El nuevo marketing alimentario se llama «estudio»

Sé que mis palabras crearán polémica. Mi única intención con este libro es compartir mi experiencia. No he estudiado medicina ni soy nutricionista. Pero cuando quiero conocer un tema lo investigo y compruebo en mí mismo las teorías que me parecen más interesantes. Leo incansablemente sobre el tema. En función de los resultados que obtengo, me quedo con una cosa o con otra. Es lo que he hecho toda mi vida y me ha funcionado. Prueba y error.

Otra estrategia que me ha funcionado de maravilla es ir a la contra, por norma, de la tendencia imperante. A veces puede fallar, claro, pero son las menos veces. Creo que la humanidad está atascada en sus contradicciones y paradigmas obsoletos. Las soluciones a nuestros problemas se hallan en paradigmas de pensamiento que aún no hemos ni imaginado.

Avistar nuevos paradigmas es dar un salto cuántico evolutivo.

Mientras, se publican estudios y más estudios, lo cual es simplemente poner los resultados o conclusiones a disposición de quienes los financian. Ya sé que no siempre, seguro que hay estudios honestos, pero así es en muchos. Quien quiera demostrar cualquier teoría no tiene más que organizar un estudio que acabará probando lo que se quiera probar.

Tal vez sea porque el universo es cuántico y en lo que se pone la atención se convierte en realidad. O tal vez, porque los estudios científicos se han convertido en el nuevo marketing de las industrias.

Los «estudios» están más cerca del marketing que de la realidad.

¿Te suenan estas expresiones?: *«Según un reciente estudio…», «La universidad X ha demostrado en un estudio que…», «Estudios científicos avalan la idea de que…», «Recientes ensayos clínicos…», «Una nueva investigación ha demostrado que…».* Bla-bla-bla…

Soy de los que piensan que no importa lo absurda que sea una idea, si se cuenta con suficientes fondos para financiar un estudio, se puede demostrar cualquier arbitrariedad. Y así hemos llegado a una situación en la que incontables estudios, muchos contradictorios entre sí, crean confusión en la opinión pública. Ése es el objetivo: confundir, crear duda.

Hay tantos estudios que la gente ya no sabe qué pensar. Y ése es el fin. Esos estudios se destinan a influir en la opinión médica y pública. Y casi siempre, a engañar a ambas.

Los estudios sobre alimentos, también sobre fármacos, se han convertido en «herramientas de marketing para promocionar productos». Pura propaganda.

Una vez creado el producto, es sencillo financiar a un grupo de investigación para que acentúe los aspectos positivos y minimice (u oculte) los negativos.

Un estudio a favor o en contra de un producto o fármaco carece de credibilidad si no se averigua antes a qué intereses sirve.

Si una universidad o un grupo de científicos rechazan desarrollar cierto estudio, no importa, siempre habrá quien esté dispuesto a hacerlo por una cifra de dinero adecuada. No hace falta decir que los investigadores contratados recibirán una enorme presión para que conduzcan sus conclusiones a determinados resultados establecidos de antemano.

Una vez lanzada la falsa noticia o *fake* (por ejemplo: «la estevia es saludable», y también: «el colesterol es malo», o el surrealista: «las grasas engordan»), se genera confusión, controversia, desconcierto, debates inacabables… y con eso se gana tiempo, años, para inundar el mercado con un producto alimenticio, o un fármaco, con utilidad dudosa y efectos secundarios más o menos graves.

¿Estudios o publicidad? Para mí, un estudio (sin aval y garantías) es una «estrategia del marketing» o publicidad encubierta; peor aún, es propaganda y adoctrinamiento.

Las multinacionales invierten millones de dólares en estudios que van a servir a sus fines. Es el nuevo marketing.

Yo ya no creo en los estudios. Creo en lo que experimento.

Te contaré una anécdota personal.

En los años noventa del siglo pasado trabajé como *controller* financiero de una multinacional americana que distribuía consumibles a los hospitales españoles, tanto públicos como privados. Yo trabajaba en Administración y Finanzas, y al departamento llegaban decenas de facturas, de lo más surrealista, que la empresa pagaba a quienes tomaban la decisión de comprarnos. Sencillamente eran «atenciones» con los médicos y departamentos que recetaban y compraban nuestros productos.

Recuerdo haber pagado decenas de viajes a destinos exóticos para dos personas (médico y acompañante), comprar ordenadores para laboratorios, financiar cursos y formaciones. Recuerdo en concreto: microscopios, gafas graduadas, asistencias a congresos en todo el mundo… en fin, lo que nos pidieran. En una ocasión, regalamos un camión de cerdos para experimentar con ellos.

No había límite en sus peticiones a cambio de seguir comprándonos. El lema de la casa era: «Pídanos, que mientras nos compre, se le dará». De hecho, había un presupuesto para esta partida de «marketing». Lo triste es que era una práctica habitual en las empresas del sector. Abandoné ese empleo tan decepcionado como avergonzado.

Por desgracia, entre los fines de muchas empresas no está servir a la humanidad sino sacarle dinero.

Es por esa razón que se hacen tantos «estudios» y que la mayoría son contradictorios: son campañas de marketing. Unos estudios pueden defender los productos propios y otros desacreditar a los de la competencia. Una vez lanzada la falsedad al mercado, y a la opinión pública, el daño es seguro. Es una guerra comercial sucia que se traslada al ámbito de los medios de comunicación para crear desinformación en la sociedad.

La confusión es rentable. Y si se combina con el miedo, es imbatible.

Lector, vivimos en una Matrix que se nutre de un engaño masivo y continuado (le llamo, el Gran Engaño) y la única forma de asomar la cabeza a la realidad es mantenerse muy bien informado, y no precisamente por las fuentes convencionales.

En resumen

Naturales, artificiales, alcoholes del azúcar… Desengañémonos, no existe tal cosa como un «edulcorante sano», eso es un oxímoron, es imposible.

Nuestro ADN, para una vida saludable, está diseñado al margen del azúcar, sus sustitutos y sus sucedáneos. Dudo mucho que pueda fabricarse un edulcorante seguro algún día, es decir, sin efectos negativos. Todos son aún peor que el azúcar que sustituyen porque añaden más problemas.

Olvidemos el tema, las cosas saben a lo que saben, y tratar de endulzar lo que comemos es como drogarse, y eso siempre tiene un mal final.

¿Quieres un poco de dulzor en tu vida? Come una manzana o una zanahoria, cuando no consumes azúcares ni edulcorantes, te saben igual que un dulce de pastelería.

En resumen, la próxima vez que tengas la tentación de endulzar una de tus bebidas o comidas con esos sobrecitos de colores (amarillo, rosa, azul) que encuentras sobre las mesas de las cafeterías (o empaquetados en los anaqueles de los supermercados), piénsatelo dos veces. Son una bomba para la salud.

Sigue leyendo porque esto se pone cada vez más interesante.

• TRES SUPERALIMENTOS •

Te recomiendo averiguar qué son los *Superfoods* (superalimentos) que han popularizado varios nutricionistas, en nuestro país Carla Zaplana, y que consisten en una serie de alimentos que te harán vivir mejor. Se llama *Superfood,* supernutrientes, a la comida rica en nutrientes que tiene beneficios especiales para la salud y el bienestar.

Julie Morris, autora de varios libros sobre los supernutrientes, define el término como: «comida natural que contiene una alta y excepcional densidad nutricional así como fitoquímicos y antioxidantes». El concepto es nuevo, pero los alimentos no, son de toda la vida, comida real y no procesada.

En este capítulo, descubrirás secretos de nutrición revelados que convertirán tus días en superjornadas y pondrán el turbo a tu día.

Cuando se usa la palabra «dieta», uno tiende a pensar en restricciones en la cantidad y/o el conteo de calorías que se consumen por un plazo de tiempo concreto. Es el clásico «régimen» de toda la vida que suele aplicarse a ciertos períodos de tiempo y siempre supone un sacrificio: hambre, báscula, recetas, conteo de días y calorías.

Pero la palabra «dieta», en este libro, y en su origen, tiene un significado bien distinto. Dieta significa: «terapia de alimentación correcta», su objetivo es la salud duradera y la prolongación de la juventud, y su duración es para siempre (es un estilo de vida). Así es como lo entiendo yo: comer acertadamente es terapéutico y comer guiado por el capricho enferma (envejece y engorda).

Procura que la comida (tu dieta) sea tu primera medicina; y si no te es suficiente, busca la ayuda de un médico y un terapeuta. Siempre en este orden. Un cambio en la alimentación basta muchas veces.

Dieta, como decía, es un estilo de alimentación que concuerda con unos valores y prioridades, y por eso acaba convirtiéndose en un estilo de vida. Este libro se basa en mi experiencia. No soy un doctor ni cuento con estudios reglados en nutrición, me baso en mi curiosidad y la experiencia propia. Este libro sólo es un testimonio personal.

Si quieres acudir a personas acreditadas en salud y nutrición, he preparado para ti una bibliografía que es la misma que yo estudié y me apliqué (de hecho, me leí muchos más libros, pero he seleccionado los imprescindibles).

Este libro no propone ningún sacrificio y sí un gran beneficio. Tal es así, que cuando compruebas por ti mismo las enormes ventajas (ahora no puedes ni soñarlas) que te proporcionarán los cambios de dieta que menciona, seguirlos no supone ningún sacrificio.

Pero déjame introducir tres superalimentos en la dieta o alimentación. A mí me han reportado un gran beneficio en mi condición.

El efecto combinado de las tres sugerencias podría crear una salud vibrante y una belleza radiante en tu aspecto. Muchas veces me preguntan cuál es mi secreto para aparentar menos años de los que tengo, y es hora de revelarte parte de mi secreto.

En el siguiente capítulo te revelaré la otra mitad de mi secreto: dos dietas gloriosas. Son la respuesta a lo que me preguntan. De modo que pon atención a este capítulo, y al siguiente, porque son el corazón de este libro.

Vamos allá.

Mis secretos mejor guardados para mantener la salud y la juventud:

1. aceite de coco
2. caldo de huesos
3. té matcha

Veámoslos…

Aceite de coco

El aceite de coco se ha revelado como un milagro nutricional. Es un superalimento. Y desde luego el producto del que yo no puedo prescindir.

Un poco de historia... Las culturas que en la antigüedad lo consumían masivamente, antes de contaminarse con los malos hábitos de hoy, desconocían las enfermedades modernas que devastan la humanidad. Pueblos asiáticos dependían del cocotero y sus frutos, al que llamaban «árbol de la vida». También el milenario Ayurveda indio lo ha utilizado. Muchas culturas han usado su aceite como remedio y preventivo de numerosas enfermedades. Y lo utilizaban también en la cocina. Por ello, la tasa de consumo de 120 cocos por persona y año eran normales.

Un tercio de la humanidad ha usado el coco como parte más o menos esencial de su nutrición. Y quienes lo consumían gozaban de una excelente salud. Por ejemplo, las sociedades de la Polinesia usaban el coco y su aceite, saturado, de forma intensiva. Y se ha comprobado que cuando se mantienen fieles a la dieta ancestral, y no a la moderna, las cardiopatías son inexistentes.

Países como Costa Rica o Malasia, con afición al aceite de coco, han tenido tasas más bajas de colesterol y de enfermedades coronarias respecto al promedio mundial. Sus habitantes apenas sufrían ataques cardíacos y derrames cerebrales; y ello debido al consumo de los aceites saturados de cadena media del coco que les protegían de esas dolencias y muchas más. Por ejemplo, la caries también era desconocida entre sus consumidores, pero todo eso se perdió cuando se cambió la alimentación con la introducción de costumbres occidentales.

Occidente contaminó con sus malas costumbres la alimentación de las islas y pronto decayó la salud de los isleños del Pacífico, más en las ciudades portuarias comparadas con las del interior de la isla, donde las costumbres no habían cambiado tanto. ¿Adivinas qué clase de avituallamiento empezó a llegar a las islas?: cereales, azúcares, aceites vegetales, alimentos procesados...

Por desgracia, nada se contagia más que las malas costumbres nutricionales. Hoy la comida basura está por todas partes. Actualmente, en el Pacífico también se come mal y la gente enferma por ello. El consumo de aceite de coco ha ido a la baja y paralelamente ha aumentado el índice de enfermedades cardiovasculares y otras.

En todos los lugares donde el aceite de coco se ha sustituido por aceites vegetales, de inferior calidad, las enfermedades cardiovasculares han aumentado. También lo han hecho de forma masiva la diabetes, la caries y la osteoporosis, por citar sólo algunas.

Pero el aceite de coco no es sólo cardioprotector, sino que además es un antimicrobiano y antifúngico excepcional que nos protege de las infecciones. Es como un antibiótico pero sin efectos secundarios en la microbiota intestinal. Resulta muy eficaz en las caries, las otitis, la neumonía, los trastornos intestinales... Elimina los microorganismos responsables de enfermedades. Preventivo y eficaz en el tratamiento de los trastornos neurodegenerativos.

El aceite de coco es un supercombustible para el cerebro.

Se ha creado mucha confusión con los aceites saturados. Las campañas de marketing de ciertas multinacionales han demonizado injustamente los aceites saturados. El aceite de coco posee un 65% de triglicéridos de cadena media (TCM), el aceite de palma tiene un 50% de TCM. Ambos son muy saludables, ya que son fuente de cetonas, la mejor energía que puede ofrecerse al cerebro. El aceite de coco y el de palma contienen grasas de cadena corta y media, y eso les confiere unas propiedades muy potentes como antiinflamatorio.

El aceite de coco tiene en común con la leche materna que ambos son un ácido graso de cadena media. Asimismo, ambos son imprescindibles para potenciar la función inmunitaria. De bebé te proteges con la leche materna y de adulto podemos hacerlo con el aceite de coco. Por desgracia, los niños y adultos pasan pronto a la leche de vaca y le dan la espalda al aceite de coco.

Es hora de acabar con otro mito nutricional que se cae por su peso: «Conviene bajar el consumo de grasas para evitar ganar peso». Agárrate bien a la silla, hoy se sabe, sin lugar a dudas, que comer grasa no engorda. La grasa almacenada en el cuerpo depende de la secreción de insulina y ésta se produce con la ingesta de carbohidratos. No son las grasas las que engordan, son los carbohidratos. Ya lo descubrirás, por el momento quédate con esto: las grasas buenas adelgazan. Sí, has leído bien, adelgazan.

Grasas buenas:

- Pescados de agua fría, salvajes: salmón, sardinas, marisco
- Animales criados en pasto: carne blanca y roja
- Grasas monoinsaturadas: aceitunas, nueces de macadamia, aguacates
- Grasas saturadas: aceite de coco

Sobre la carne, si eres vegetariano estricto ya me perdonarás, pero he de decir que los humanos estamos perfectamente adaptados para digerirla. Como especie, somos omnívoros (comemos de todo: plantas y animales) y nuestro sistema digestivo ha evolucionado para digerir carne cocinada y no tanto la fibra correosa (por eso nuestro intestino es más corto que el de los rumiantes y los herbívoros).

En el Paleolítico se consumía carne, pero raramente carbohidratos, y los humanos obtenían la energía de las grasas que comían y que acumulaban cuando no disponían de comida. Esto nos enseña que estamos diseñados para funcionar de esta manera. Sólo en los últimos tiempos la hemos liado buscando la energía en los carbohidratos: lo que no es natural ni nos sienta bien.

Tras más de dos millones de años comiendo carne, estamos más preparados para ella que para la fibra vegetal. Esto es historia y biología humana, nada tiene que ver con los principios personales, la ética o las modas. Estamos listos para digerir grasa y carne.

Se ha demonizado injustamente el aceite de coco, pues es una grasa saturada, pero es saludable y ayuda a librarse de la grasa acumulada. Sí, has leído bien: aumenta el metabolismo y así se queman las grasas acumuladas.

¿Dónde se acumula la grasa? Cada organismo tiene sus preferencias: glúteos, muslos, cintura, panza, caderas, papada, brazos… (cambia según el sexo). Y lo que es peor: recubriendo órganos vitales. En fin, seas hombre o mujer, nada que vaya a gustarte.

Ya sabes que a menos grasa acumulada en el cuerpo, menos inflamación, y por tanto, menos problemas de salud. Sé que esta afirmación es muy sorprendente pero… si una dieta carece de grasas saludables, el sistema inmune se ve deprimido; y por tanto, la exposición a enfermedades aumenta.

La grasa acumulada es sinónimo de mala salud. El cinturón de grasa abdominal es un indicativo de riesgo de enfermedad.

Por desgracia, se han demonizado ambos aceites (coco y palma) y se han sustituido por los aceites trans, que son muy tóxicos, o por vegetales que son de muy baja calidad. Es decir, han sustituido un aceite benéfico por otros que son perjudiciales, ¿puedes creerlo? Pues es lo que ha ocurrido, y recién ahora se empieza a reconocer el inmenso error que ha hecho enfermar a incontables personas y que ha convertido multitud de alimentos en «bombas tóxicas» (elaborados con aceites hidrogenados o parcialmente hidrogenados).

Alguien dijo que las grasas trans alargan la conservación de los alimentos a costa de acortar la vida de quien los consume. ¡Qué dramática y gran verdad!

Una dieta cetogénica se provee de grasa saludable como fuente de energía. Las comunidades más sanas de la Polinesia obtenían más de la mitad de las grasas que consumían del aceite de coco. Su ventaja es que, a pesar de ser una grasa, es muy fácil de digerir y no requiere ni de enzimas ni de bilis para su digestión. Sí, para perder grasa es necesario comer buena grasa y dejar de ingerir alimentos de otros grupos alimentarios como ya expliqué.

Como fan de la dieta Paleo y cetogénica (te hablaré de ellas en el próximo capítulo), soy un gran consumidor de grasas saludables: aceite de coco y de oliva. Son mis dos aceites. Recomiendo utilizar en la cocina el de coco, su gran ventaja es que tiene un punto de humo (175°) más elevado que el de oliva. Resérvate el aceite de oliva para los crudos (ensaladas), ya que en frío es muy saludable y sabe muy bien. En ambos casos, han de ser exclusivamente aceites vírgenes extra de primera prensada en frío y de cultivo biológico. No escatimes en calidad en cuanto a la salud.

Cada día me tomo (bebo) dos o tres cucharadas soperas de aceite de coco. En verano no me hace tanta falta, porque consumo unos 200 g diarios de pulpa de coco (medio coco al día), lo cual es equivalente a la dosis diaria de aceite que tomo.

También lo uso para cocinar porque como dije es muy estable a altas temperaturas. Y mi receta para una taza de «café alto en grasa» sabrosa y sana es ésta: añado una cucharadita o dos de aceite de coco al café y consigo energía combinada para toda la mañana.

La buena grasa es el «secreto perdido» para el ajuste natural del peso y la salud duradera.

La grasa es energía de alto octanaje. Por no hablar de la fuente de fibra que supone comerse medio coco al día, compruébalo por ti mismo. Y si te preocupa excederte, no hay problema, la dosis mencionada no es demasiado. Las culturas de las islas del Pacífico tomaban el triple cada día y gozaban de una salud envidiable. El coco y sus derivados: agua, aceite y leche de coco son alimentos con los que no hay temor a excederse; lo único que puede ocurrir es que tenga efectos laxantes, pero eso le irá bien a mucha gente.

La grasa del aceite de coco es una formidable fuente de energía cetogénica. Además, como ventajas adicionales, tiene un bajo índice calórico, protege la salud y es antimicrobiana… ¿se puede pedir más?

Si a media mañana declina tu nivel de energía, no te tomes un café, mejor toma aceite de coco y acelerarás tu metabolismo de forma más duradera. Un metabolismo más alto potencia el sistema inmunitario y además adelgaza porque consume más energía.

Resumen de los beneficios del coco y su aceite:

- Antimicrobiano y antiviral: por su ácido láurico y caprílico
- Estimulante del sistema inmunitario
- Antipatógeno: virus, hongos, levaduras, lombrices…
- Antiinflamatorio
- Cardioprotector
- Anticolesterol
- Anticancerígeno
- Aumenta el metabolismo
- Antioxidante
- Desintoxicante
- Alcalinizante
- Adelgazante: ayuda a quemar grasa/saciante
- Cosmético: hidratante, suavizante, retrasa la aparición de arrugas y la flacidez
- Cuidado del cabello: retrasa la caída, atenúa las canas

El aceite de coco es «la farmacia en un tarro» según los filipinos. Según los indios el cocotero es «el árbol que satisface todas las necesidades de la vida». Para mí es «la navaja suiza» de las medicinas naturales, sirve para todo: alimentación y cuidado de la piel y el cabello, antibiótico natural… Además, no caduca, tiene un bajo precio, sin efectos secundarios, sabe bien… ¿Se puede pedir más?

El agua de coco es agua de vida. Entre sus componentes se cuentan minerales, vitaminas, enzimas y dieciocho aminoácidos, y algo de azúcar. Ninguna bebida para deportistas se le puede comparar. Su ingesta es alcalinizante y restituye los electrolitos después de un ejercicio intenso. En casos de necesidad se ha usado incluso como suero por su gran parecido con el sanguíneo.

Es una fuente de potasio inigualable, mucho más que los plátanos. Este aporte compensa el exceso de sodio de nuestra dieta. El potasio es alcalinizante y el grueso de la dieta convencional es acidificante; nunca podré dejar de insistir lo suficiente en lo importante para la salud que es mantener el cuerpo alcalino.

Tomar un vaso de agua de coco al día repone el índice de electrolitos y rehidrata el cuerpo, alcaliniza.

Debes saber que la falta de hidratación es una de las causas del dolor de cabeza. Cuando tengo el más leve síntoma, me tomo un vaso de agua o de agua de coco. Más aún tras tomar té o café porque deshidratan. Por ello siempre que tomes un té o un café (o una cola con cafeína), toma después un vaso de agua de coco para rehidratar.

En mi caso, al no poder tomar bananas, por ser un liberador de histamina, tuve que buscarme la vida. Investigué cómo conseguir una fuente de potasio alternativa hasta que encontré esta bebida feliz, refrescante, sabrosa y sana. Suelo tener en mi frigorífico un par de *bricks* de agua de coco de la mejor calidad que puedo encontrar. Es el único refresco que me permito. Sólo bebo: agua, agua de coco con mesura (por sus carbohidratos), té puntualmente y café a diario. El resto de bebidas es como si no existiese.

El aceite de coco tiene un «primo hermano» de igual calidad y beneficios: el aceite de palma. Déjame contarte por qué ha sido injustamente demonizado; y aún hoy en día, muchos productos se anuncian «libres de aceite de palma», como si ello fuera una ventaja real. O están muy mal informados (evita sus productos), o conocen la verdad pero le siguen el juego a los embustes por puro marketing (entonces también evita sus productos).

Si sientes rechazo por este producto de la naturaleza es porque has sido programado por una injustificada campaña de descrédito que luego te explicaré.

El aceite de palma se extrae de la fruta de la palma, concretamente de la pulpa que rodea la semilla. Es de color rojizo y genera un aceite naranja tirando a rojizo (por su alto contenido en carotenos). Por eso se le conoce como aceite rojo de palma. Contiene 300 veces más carotenos que el tomate, y 15 veces más que la zanahoria. Por este motivo es imbatible. Aporta un amplio espectro de carotenos (precursor de la vitamina A), vitamina E y K, coQ10, flavonoides…, un coctel ideal para la salud. En general, contiene más nutrientes que cualquier otro aceite.

Se ha utilizado durante miles de años por la humanidad, incluso se consideró como manjar sagrado en el Egipto de los faraones. Asimismo, se empleó como medicina por sus propiedades. Una simple cucharada al día cumple con las necesidades diarias de vitamina A. Es la fuente de vitamina A más poderosa que tenemos a nuestro alcance. ¿Para qué resulta indicada? Para mantener en buen estado la vista, los sistemas inmunitario y reproductivo.

Es un aceite muy usado en Oriente, en países como Malasia, Indonesia, Nueva Guinea…, en donde tradicionalmente las tasas de enfermedades coronarias son las menores del mundo.

Se ha estudiado en profundidad y se ha constatado que es muy beneficioso para evitar dolencias del corazón y en general excelente para la salud. Y lo más importante: su alto contenido en tocotrienol, que es el preventivo de cáncer más potente. Los tocotrienoles son miembros de la familia de la vitamina E, un nutriente esencial para el cuerpo. El aceite de palma es un superantioxidante al combinar tocotrienoles, carotenos y otros antioxidantes.

En la cocina, es muy adecuado para cocinar por su elevado punto de humo, y por ser muy estable. Es el sustituto idóneo de los aceites trans omnipresentes en productos procesados y de los vegetales (soja, girasol, canola…). Ya te hablé de los aceites hidrogenados, nuestro cuerpo no sabe qué hacer con la grasa trans porque es artificial, un invento que tiene apenas cincuenta años. No voy a insistir en vetarlos.

Desenmascarados los peligrosos aceites hidrogenados, cada vez más empresas los sustituyen por el aceite de palma, no hidrogenado y abundante en nutrientes.

Entre sus características:

- potente antioxidante
- libre de colesterol (lo reduce)
- resistente a la oxidación y el enranciamiento

- revierte la arterioesclerosis
- potente anticancerígeno
- fuente de vitaminas

Y ahora, después de descubrir las increíbles propiedades saludables del aceite de palma, vas a conocer la vergonzosa historia que trató de hundirlo, y lo consiguió durante décadas, en favor de uno de los mayores peligros para la salud: el aceite de soja hidrogenado.

Esta historia revela hasta qué punto está manipulada la alimentación –y no precisamente para la salud pública–, sino para defender los intereses de la industria alimentaria, a la que por cierto le importas bien poco.

En pocas palabras, la industria americana, la europea y la asiática tienen intereses comerciales enfrentados. Y para defender sus productos, sus organismos orquestan campañas contradictorias.

En la década de los años ochenta del siglo pasado, la industria del aceite de soja decidió acabar con su competencia con la más ruin de las armas: difamando y desacreditando a los aceites tropicales saturados, entre ellos el aceite de coco y el de palma. Lanzaron una campaña con un presupuesto multimillonario para desinformar a los consumidores con datos falsos: «el aceite saturado, y en concreto el de palma, aumentan el colesterol y son causa de enfermedades del corazón».

En consecuencia, se creó una alarma social, y en poco tiempo, los saludables aceites tropicales (coco y palma) se hundieron mientras que el uso del peligroso aceite de soja se disparó. Es imposible contar los perjudicados por una campaña tal, de consecuencias fatales para la salud de incontables consumidores.

Los aceites vegetales que se empezaron a utilizar fueron los hidrogenados o trans (alterados para que no se enrancien, pero a costa de crear graves problemas de salud). Y consiguieron colarse en infinidad de productos (decenas de miles de productos los contienen) que hoy puedes comprar en el supermercado. Y así ha sido por décadas, arruinando la salud de media humanidad (¿entiendes ahora por qué cada vez hay más enfermos que nunca antes en la historia?).

Por suerte, en los últimos años, las evidencias de los efectos perjudiciales de los aceites vegetales hidrogenados dan pie a nuevas investigaciones al respecto. Se regresa a la cordura poco a poco y se recuperan los beneficiosos aceites tropicales: coco y palma. Los estudios serios revelan que son sanos y, además, muy recomendables por sus nutrientes que nutren el organismo y previenen diversas enfermedades.

¿Cómo respondió la industria del aceite de soja?

Con más mentiras para rematar a su competencia. ¿Se puede ser más rastrero? Parece ser que sí. Y mentían porque no podían competir con la calidad y el precio de los aceites tropicales (a años luz de distancia). En esta ocasión, se les ocurrió acusar a los aceites tropicales de que sus cultivos arrasaban bosques y acababan con ecosistemas, incluso amenazaban especies (orangutanes) de desaparecer.

Es chistoso que una industria, que no duda en intoxicar a la raza humana por lo poco que le importa, de pronto, se preocupe por los orangutanes. Da risa.

Resulta que las cosechas de soja sí son realmente perjudiciales. Te aseguro que he podido leer detallados estudios al respecto. Baste decir que la soja necesita trece veces más espacio o suelo para producir la misma cantidad de aceite. La soja tiene una cosecha al año, mientras la palma da fruto todo el año. La soja, además transgénica, utiliza intensivamente fertilizantes y pesticidas (perjudiciales para el medio y el ser humano).

No es así en los cultivos de aceites tropicales que provienen de árboles que permiten la oxigenación de la atmósfera, y se convierten en un hábitat para la fauna local. Los cultivos de palma son mucho más amigables ambientalmente que los de soja. Imagínalo, el cultivo de palma es un bosque con vegetación, muy distinto a una plantación baja de soja que se rocía frecuentemente con químicos.

Como los intereses de la industria infame de la soja transgénica van en paralelo a los intereses comerciales de países como Estados Unidos, y de Australia y Europa, los grandes productores de aceite de soja, canola o colza, girasol, oliva, maíz obtienen de los gobiernos el apoyo en la difamación y la desinformación.

Saben que la persona promedio no se lee un montón de libros y de informes sobre alimentación para poder formarse un criterio al respecto. Cuentan con la complicidad de los consumidores que no saben y no quieren saber, los que compran por precio o por costumbre. Y menciono algunos argumentos dignos de la estrategia del avestruz: «si lo venden es que será bueno», «si es legal es porque es bueno», «es lo que come todo el mundo», «si fuera malo lo dirían», etc.

Pobre gente, qué engañados están y qué graves consecuencias tendrá para ellos su ignorancia. No leer buenos libros de nutrición, y no leer las etiquetas de los ingredientes, acorta la vida en muchos años.

Caldo de huesos

Ya me has oído hablar de mi estrategia: «una sopa y otro plato», siempre, tanto para almorzar como para cenar. Tomo una sopa y otro plato… pero ¿qué tipo de sopa? ¿Cualquiera? Antes de responderte quiero hablarte de una extraordinaria mujer.

De Louise Hay aprendí mucho en los años ochenta del siglo pasado sobre desarrollo personal. Fue la pionera del poder de las afirmaciones positivas y del pensamiento positivo como herramientas de sanación y mejora personal en aquella década. Fue una autora muy leída y muy popular en todo el mundo por su mensaje.

Tal vez sepas que esta admirable mujer sobrevivió al maltrato, al cáncer, a la pobreza; y, se convirtió en una de las autoras de desarrollo personal más admiradas en el mundo. Escribió numerosos *best sellers* y también creó una gran editorial, Hay House, que dio voz a muchos autores reconocidos que sigo. Louise triunfó en los negocios con su empresa y siempre fue muy respetada. Todos la queríamos.

Pero una de las cosas en ella que más me llamaba la atención era su buen estado de salud y energía, ya cumplidos los 90 años. ¿Cuál era el secreto de Louise Hay? Deseaba conocerlo.

La pista la hallé en uno de sus últimos libros, que creo que pasó desapercibido por su temática alejada a lo que en ella era habitual. Una de sus últimas enseñanzas fue introducir un superalimento en la dieta: el caldo de huesos.

¿Era ése su secreto? Tal vez, al menos así lo sugería el título. ¿Y si una sopa fuese el remedio a mis jaquecas? Me encanta hacerme preguntas desconcertantes.

Por mi parte, decidí experimentar. Así que me leí su libro: *El secreto del caldo de huesos curativo (una aventura culinaria de salud, belleza y lon-*

gevidad), editado en español por Urano. Si hace unos años me hubieran dicho que algún día leería un libro con ese título, no lo habría creído, pero resulta que estaba desesperado. Y recuérdalo, mis migrañas suponían una severa limitación en mi vida personal y profesional. Así que ya puedes imaginarme devorando un libro sobre… ¡caldos curativos!

Y lo que aprendí de su estudio y después de mi propia experimentación fue lo que sigue…

Puede catalogarse como un superalimento, es un remedio para la cura intestinal. Si estás en fase de reparar las paredes del intestino, dos tazas al día. Si estás en fase de mantenimiento, una taza al día.

El colágeno es la proteína estrella del caldo de huesos. El colágeno es la proteína más abundante en tu cuerpo. Es como el «pegamento» que mantiene unido el cuerpo. Tu piel, huesos, tejido conjuntivo, cartílagos y articulaciones… dependen del colágeno. No puedes permitirte el lujo de no obtenerlo. Aunque el colágeno es una proteína que nuestro cuerpo produce de forma natural, con el paso de los años su producción endógena disminuye; por ello la necesidad de consumir alimentos y suplementos para reponerlo.

Doy por hecho que la persona promedio no consigue suficiente colágeno de la dieta. Incluso si está en la dieta Paleo le costará reunir todo el colágeno que precisa. De ahí la importancia de consumir caldo de huesos, de vaca o buey, que se ha alimentado con pasto y que esté libre de antibióticos y hormonas.

Las ventajas de consumirlo (tarda unos meses en empezarse a notar sus efectos):

- *Simplifican tus menús:* un caldo de huesos y otro plato, a diario, para almorzar. Su consumo regular es imprescindible por la dificultad de reparar el mal que causa una mala alimentación. Dos tazones al día están bien y resultan muy recomendables, si te estás recuperando. En mi caso, por la noche, el caldo es exclusivamente vegetal y el otro plato es invariablemente una ensalada gigante.

- *Biodisponibilidad de colágeno:* la proteína estrella para la belleza. Es fácil de digerir en forma de gelatina. Tus huesos, cabello, uñas, piel y articulaciones se revitalizarán con el suministro abundante de colágeno. A las pocas semanas de consumirlo el aspecto mejora, es más radiante.

- *Salud intestinal:* el colágeno, en gelatina, sella los agujeros del intestino permeable y repara sus paredes, además la gelatina actúa como un *booster* digestivo de todos los demás alimentos. Si la grasa del caldo te resulta indigesta la puedes eliminar, es sencillo ya que se queda en la superficie del caldo.

- *Nutrientes diversos:* fuente de aminoácidos, vitaminas, minerales y grasas saludables que son saciantes y ayudan a absorber ciertas vitaminas. Tal vez el aminoácido más relevante aquí sea la L-glutamina, que repara las paredes intestinales. No puedo dejar de insistir en la importancia de reducir la inflamación del intestino. Si reparas tu intestino, estás dando un salto cuántico en la mejora de tu salud vibrante y belleza radiante.

Como ves, el colágeno es una proteína animal imprescindible para tu salud intestinal y de las articulaciones. Pero no puede obtenerse de los vegetales, hay que recurrir a las partes animales que más colágeno contienen: huesos, tuétano, tendones, ligamentos, piel y cartílago. Otro platillo con mucho colágeno, además del caldo de huesos, son las manitas de cerdo, sé que su apariencia puede generar rechazo, pero te aseguro que tomarlas es tanto como tomar un suplemento nutricional.

El colágeno es además necesario para reparar un intestino permeable. Contiene aminoácidos y péptidos que mantienen la salud del intestino. Reparar el revestimiento intestinal es primordial para quienes tienen una condición autoinmune o han de mejorar su función tiroidea. También para revertir la inflamación.

El colágeno es esencial para la salud de tus músculos, huesos y articulaciones, pero igualmente es genial para la belleza: tu cabello, tu piel y tus uñas lucirán radiantes.

Si estás en tus cuarenta podrías empezar a buscar un buen suministro de colágeno. A partir de esa edad la producción endógena de colágeno declina. Y las arrugas son la manifestación de esta falta de colágeno.

Se puede decir que envejecer es una de las consecuencias de un suministro insuficiente de colágeno.

En resumen, el colágeno resulta muy indicado para:

* reparar el intestino permeable
* optimizar la función tiroidea
* optimizar la función inmune
* aliviar el dolor articular
* mejorar el aspecto del cabello, la piel y las uñas
* rejuvenecer el aspecto

Lo más sencillo es prepararlo. Pon huesos de ternera a hervir, a fuego lento por horas, con un añadido de verduras y especias al gusto. Mi único consejo es evitar huesos de animales de granjas industriales o convencionales. Es más sano usar huesos de animales que han pastado en libertad, libres de antibióticos, hormonas y comida transgénica. Recuerda que comes lo que los animales han comido.

Prepara una gran olla y después distribuye el caldo en recipientes de vidrio y congélalos, tendrás caldo para toda la semana. Si añades verduras, échalas al caldo en la última hora de cocción (o se desintegrarán si lo haces al principio). Éste es un plato de larga cocción, de 6 a 24 horas, a muy baja intensidad. Puedes añadir vinagre de sidra de manzana para ayudar a obtener todos los aminoácidos y minerales de los huesos.

Si no te apetece pasar tiempo en la cocina, o no dispones de él, puedes optar por una solución como es tomar gelatina –viene en polvo, es colágeno hidrolizado– (siempre de animales alimentados con hierba y libres de hormonas y antibióticos). No es tan completo como el caldo de hueso, pero saca de apuros para improvisar una toma de colágeno diaria para tu tratamiento de salud y belleza.

Yo la compro en polvo, biológica, procedente de ganado no contaminado. Es un polvo insípido que se mezcla fácilmente en cualquier bebida caliente o fría. Incluyo una cuchara de colágeno en mi batido de té matcha, cuando lo tomo. Pero puedes añadirlo a cualquier líquido (por ejemplo, leche de coco, o al agua), dejarlo reposar en la nevera durante unas horas hasta que se convierte en gelatina y tomarte un vaso de gelatina al día (como postre o tentempié entre horas).

Para reparar mi intestino, me tomo un vaso al día de gelatina preparada por mí mismo (las que venden en supermercados están llenas de colorantes y azúcares, y provienen de ganado mal alimentado).

Se trata de un alimento sencillo de preparar y que es una panacea para la salud y la belleza. Es uno de mis secretos de salud vibrante y juventud radiante. Desde que lo introduje en mi dieta, mi intestino se reforzó, y le dio a mi aspecto un brillo antes desconocido por mí.

Té matcha

Permíteme añadir un tercer supernutriente para turbo rejuvenecer, que es además un elixir de la salud. En China se le conoce como «elixir de la inmortalidad».

Da claridad mental y foco necesarios para afrontar las jornadas de trabajo. Me refiero al té matcha, que ha sido consumido desde hace miles de años en China y Japón; y que ahora tenemos la suerte de tener disponible en todo el mundo.

Antiguamente era bebido por los samurái y los monjes budistas para conseguir destreza y claridad mental en sus horas de meditación. Es el té de la concentración.

Si te preguntas cuáles son la ventajas de esta superbebida para turbo propulsar tus mañanas:

Te mantiene energizado: el café y las bebidas energéticas te dan un pico de energía después del choque de la cafeína. El problema es que la cafeína en estas bebidas tiene un efecto ácido que afecta las glándulas suprarrenales. Esto hace que los picos de glucosa en la adrenalina y los niveles de insulina creen inquietud, nerviosismo, insomnio… Sin embargo, la cafeína del té matcha entra en el torrente sanguíneo lentamente, durante horas, lo que te eleva a un nivel constante de atención por unas seis horas; y lo más importante, evitando el pico de sólo una hora y su consiguiente bajón.

El contenido de cafeína del té matcha es muy bajo: Apenas unos 30-40 mg de cafeína (una taza de café tiene unos 100/200 mg, lo cual puede ser excesivo para algunos). A pesar de contener cafeína, ésta es de lenta liberación, con lo que no hay un pico de subida, sino que sus efectos se mantendrán durante unas seis horas.

Cuida de la piel: El té matcha es un nutriente *antiaging*, es antiinflamatorio y antibacteriano, y además es rico en polifenoles. Se usa también como mascarilla para el rostro. Haz una pasta con té matcha y agua, y aplícatela por 20 minutos, tras retirarla descubrirás una piel suave de bebé.

Es antiaging: Hay pruebas que indican que los polifenoles son eficaces para proteger las arterias del envejecimiento. Contiene 137 más polifenoles que una taza de té verde, que ya es decir. Por todo lo cual, tu rostro no refleja el cansancio, y el estrés del trabajo no hace mella en tu aspecto.

Elimina las toxinas del cuerpo: La increíble cantidad de clorofila en el matcha desintoxica el cuerpo de metales pesados y toxinas de forma natural. Se trata de hojas de té trituradas, con lo que no se pierde ninguno de sus atributos, como la clorofila. Es tu sesión de détox diaria.

Ayuda a la concentración: El hecho de que el té matcha promueva altos niveles de energía no significa que no permita concentrarse tranquilamente en las tareas. Contiene el aminoácido de la L-teanina, que promueve un estado atento de calma y previene las enfermedades cardiovasculares. Es muy curioso cómo te pone en alerta pero a la vez con calma. Te proporcionará seis horas de mente en alerta sin la agitación que da el café. También te ayudará a perder peso y a verte más joven.

Libera su cafeína muy lentamente: No es como con el café, por ello su efecto es de más larga duración (seis horas) y no te sacude como un café. Actúa contra la sobreestimulación de adrenalina y cortisol causada por la ingesta de la cafeína, algo que el café no puede ofrecerte. Es por eso que lo han consumido siempre los monjes zen: atención mental sin nerviosismo.

Elimina los radicales libres: Los antioxidantes en el té matcha, las catequinas, protegen tu cuerpo contra el daño de los radicales libres, el envejecimiento y previenen el daño celular. Por esta razón, es un buen preventivo frente a graves enfermedades celulares como el cáncer, pues eleva tu sistema inmunológico. Una taza de té matcha es como tomar 10 tazas de té verde, y piensa que la capacidad antioxidante del té verde ya es de por sí muy elevada. Contiene cien veces más antioxidantes que una taza de té verde convencional.

El matcha es antiinflamatorio y antibacteriano, todo lo cual le convierte en un *antiaging*. Disminuye la oxidación del cuerpo y es un agente destructor de los radicales libres que enferman y envejecen a las personas. Si no te basta como elixir de salud (rejuvenecedor, détox, energizante, antioxidante), piensa en la pequeña ceremonia que puedes organizar para empezar tus supermañanas. Veinte minutos para ti, tu té y tu lectura inspiradora. Bébelo despacio en un cuenco bello.

En lo referente al dolor de cabeza, al contener cafeína (teína) produce un efecto constrictor de las venas del cerebro, lo que alivia la jaqueca: por esa razón se añade cafeína en muchos analgésicos. La cafeína aumenta la dopamina y la adrenalina, y así eleva el umbral del dolor. Este detalle es muy interesante para los migrañosos.

La parte frustrante es que, debido a otras sustancias del té, se reduce la actividad de la enzima DAO, que protege del efecto negativo de la histaminosis. Por mi condición migrañosa, y debido a la razón apuntada, tomo café cada día, y un té matcha sólo de vez en cuando. Pero si ése no es tu problema (las jaquecas), adelante con la «matchamanía».

Para los que sufren de dolor de cabeza, antes de tomar una píldora, prueben esto: al menor síntoma un buen vaso de agua, si tras quince minutos no han desaparecido las molestias, sin más demora un té matcha, un café, o incluso un suplemento que contenga hasta 80 mg de cafeína. Muchas veces con eso basta para frenar una incipiente crisis sin tener que recurrir a los fármacos.

Hay categorías de té matcha, la más alta es la del té ceremonial, Gyokuro. Las otras dos categorías son: premium y culinario (se usa mucho en la cocina para postres: helados, pasteles, chocolates). Para el uso diario, la categoría premium está bien. Si vas a añadirle leche, que sea leche de coco (*matcha latte*).

Utiliza un gramo de té por una taza. Hazte con un dosificador y un agitador de bambú. Usa una taza bella, no cualquiera, y reserva unos minutos para disfrutarlo. Un buen libro acompaña bien.

Si acompañas tu té verde con la lectura de cualquier texto budista, será una combinación perfecta.

Y una nota curiosa que te hará pensar: grandes compañías como Evernote, Twitter, Airbnb… ponen té matcha a disposición de sus empleados porque saben que mejora su productividad, alerta, y concentración. Ya ves, un hábito diario para ser grande como los grandes.

Te daré tres pautas:

1. Prepárate como un samurái en lo físico y como un monje zen en lo mental.
2. Tu alto rendimiento depende de una supernutrición con *superfoods*.
3. Toma un té matcha cada mañana acompañado de una lectura empoderante.

Este hábito es tan agradable y delicioso como prepararlo; estés en casa o en el despacho: un té matcha al empezar la mañana. Tu pequeña ceremonia del té para un *lifestyle* de alta vibración. Yo suelo combinar el té matcha con lecturas del monje budista Thich Nhat Hanh. No lo imagines, pruébalo.

Si no te gusta el té, y reconozco que el matcha sabe muy particular, adelante con el café (sin azúcar).

Tu ceremonia del té te llevará veinte minutos nada más, pero turbo activará tu jornada, tu juventud radiante y tu salud vibrante.

Y si ninguna de estas dos opciones, té o café, te convence, puedes probar otra bebida empoderante que a mí me vuelve loco: Mushroom Coffee, un delicioso café instantáneo, en polvo, en sobres, orgánico, que sólo contiene 50 g de cafeína por dosis (eso es la mitad de una taza convencional) y que añade extracto de rhodiola y las setas Chaga y Melena de León que te activan pero no te enervan. Lo consigues *on line*. Es mi bebida preferida del día, sabe deliciosa y te la puedes preparar en cualquier lugar.

(*Nota:* después de descubrirlo, supe que el autor Tim Ferris lo recomienda en uno de sus libros).

· DOS DIETAS GLORIOSAS ·

Si has leído hasta aquí, estarás de acuerdo conmigo que lo mejor que puedes hacer por tu salud es corregir tu alimentación. Tan sencillo como eso.

No hace falta contratar un entrenador, apuntarse a un gimnasio, someterse a cirugía, pasar hambre, atiborrarse de medicamentos, o en la desesperación peregrinar a Lourdes. Es tan simple como cambiar la composición de la cesta de la compra. Fácil.

Somos lo que comemos y estamos según lo que comemos

No me cansaré de repetir la idea de que lo que comes puede o bien enfermarte o bien curarte, así de radical. Seamos claros, hay alimentos que enferman y hay alimentos que sanan.

Hipócrates, que era médico, lo dejó muy claro: «*Deja que los alimentos sean tu medicina y la medicina sea tu alimento*». A pesar de que los médicos hacen el juramento hipocrático, parece que se han olvidado de esta antigua sabiduría. Haz la prueba, en la próxima visita a tu doctor espera a que saque el tema de la alimentación. Rara vez te preguntarán qué comes.

La mayoría de los humanos come en función de lo que se ha comido «siempre» o peor: de las modas del momento o los consejos de la industria alimentaria. Creo que es hora de mirar atrás en la historia y recordar qué hizo evolucionar a la especie humana, lo que es lo mismo que reconocer los alimentos para los que estamos preparados.

Seguir las pautas de la industria alimentaria es como dejar entrar al lobo en el corral de gallinas. El principio del desastre.

Cualquier cambio en la salud va precedido de un cambio en la forma de comer. No me gusta llamarlo «dieta», aunque es la palabra que usaré, porque no quiero que se confunda con «régimen». Además, no se trata de variar temporalmente lo que se come, sino de pautar un estilo de vida para siempre. Desde hoy hasta el último día con vida.

Si aceptas como yo que somos lo que comemos, no puedo entender que, comiendo varias veces al día, la persona promedio no tenga ninguna idea de nutrición saludable, ni se informe al respecto. La gente come de «oídas», hace lo que ve en otros; o peor, come lo que anuncian en la TV. Muchos siguen el pésimo consejo: «Coma de todo y variado». ¡Vaya consejo!

Warren Buffett, el mayor experto en inversión del mundo, dice: «La diversificación es una protección contra la ignorancia. Si en verdad sabes lo que estás haciendo, no la necesitas». Y así es. Diversificar es como tirar cien tiros al aire a ver si cae alguna ave.

En este capítulo llegas al corazón del libro, porque en él te revelo mi gran secreto nutricional para la salud vibrante y la juventud radiante. Atención, llega el Séptimo de Caballería, con corneta y banderín, al rescate de salud y juventud. ¿Puedes oír el toque de carga?

En este capítulo te explicaré qué alimentos dejé de lado siguiendo dos filosofías nutricionales complementarias porque estaba arruinando mi salud. Los dejé porque gustándome estaban enfermándome.

Tú, lector, deberás escuchar a tu cuerpo y tomar decisiones al respecto. En ningún caso te recomendaré pasar hambre. Se trata de entender que no todo lo que hay en el inmenso *buffet* del mundo debe comerse. Si lees este libro es porque estás listo para tomar decisiones respecto a tu alimentación, porque crees que debe haber otra manera de sentirse.

Personalmente, «yo como de todo, menos de lo que no como (de eso no tomo nada)». Vamos, que discrimino, descarto. Mi cesta de la compra no es tanto lo que le añado, sino lo mucho que elimino.

Menos alimentos es más salud

La lista de mis alimentos descartados es infinitamente más larga que la de mis seleccionados. Este libro es acerca de un estilo de vida, que no cuesta llevar a la práctica porque sus beneficios observables e inmediatos son tan espectaculares que uno se pregunta por qué no le explicaron todo eso en la escuela.

Nunca he contado calorías. Tampoco me ha hecho falta. Pero sí he dejado de comer muchas cosas porque no todo lo que se vende en un mercado o supermercado conduce a una salud vibrante.

No creo en las pirámides de nutrición. Son un error. Es hora de dinamitar la pirámide nutricional de 1992, que, dicho sea de paso, es un completo disparate.

Tampoco creo en las dietas puntuales que suelen aparecer y desaparecer, según las modas y que no siempre proporcionan beneficios. Muchas veces incluso ocasionan perjuicios. Éste no es un libro de dietas (en el sentido de «régimen»), porque todas ellas implican sacrificios, y plazos, tienen un efecto yo-yo, y no siempre funcionan a todos. Creo en las filosofías de vida en el largo plazo.

Hace años me hice vegetariano por pura pose, indudablemente mejoraron aspectos de mi salud, pero también hubo perjuicios por el camino. Descubrí que no era la panacea. Lo dejé. Entendí que el ser humano es omnívoro, eso significa que ha evolucionado para comer carne, pescado y vegetales. La memoria de nuestras células viene con ese software y el hardware (el cuerpo) ha evolucionado en correspondencia.

Ir en contra de nuestra naturaleza es declarar una guerra civil perdida de antemano.

Entonces, al eliminar la proteína animal y sustituirla por la vegetal me enfoqué en las legumbres, que inflamaron mi cuerpo, sobre todo mi sistema digestivo. Me enfoqué en cereales integrales, y productos como el seitán, que son una bomba de gluten y lectinas. También me centré en la soja, la cual no me sentaba nada bien. De hecho, a consecuencia de esos cambios empeoré, más dolores de cabeza y más inflamación intestinal. Concluí que la dieta vegetariana no estaba hecha para mí.

Por mi grupo sanguíneo, no podía enfrentarme a las lectinas y salir airoso.

Seguí buscando hasta que di con las siguientes dos dietas (estilos de vida o filosofías nutricionales) que enseguida me parecieron muy razonables y que aparentemente obedecían a una lógica indiscutible: si la humanidad estaba empeorando su estado de salud de manera alarmante era debido a los alimentos «nuevos» por un lado, y a la toxicidad con la que se ha prostituido la comida procesada por otro.

Eso sí tenía sentido para mí: en algún momento habíamos abandonado la senda de la cordura y habíamos tomado un camino demente en la alimentación. Y sentí que era hora de volver a la normalidad.

En mi búsqueda, lo mejor que encontré fue la dieta Paleo y la dieta Ketogénica, de las que te hablaré seguidamente.

Redoble de tambores, por favor.

Dieta Paleo (Paleolítica)

La paleovida es un estilo de vida que incluye la paleodieta que se divulgó hace unos 25 años para rescatar las saludables costumbres de los humanos hace ya unas 500 generaciones. Te hablo de hace unos 10.000 años. Ya sé que parece mucho tiempo, pero es un suspiro en el contexto de nuestra cadena evolutiva.

Nuestro programa de alimentación hasta hace «poco» (10.000 años) fue dinamitado por la Revolución Agrícola. Ese cambio de estilo de vida, de la recolección al cultivo, condenó nuestra salud al caos actual.

La dieta Paleo está basada en el régimen de vida y la alimentación de nuestros ancestros, los cavernícolas, en el Paleolítico. En aquel entonces, el ser humano era cazador y recolector. Comía lo que encontraba y cazaba. Y no existía ni la ganadería ni la agricultura.

Me gusta contemplar la paleovida como un estilo de vida: la paleodieta, el paleodescanso, el paleoejercicio, el paleoocio, etc. Sus vidas eran duras, pero las nuestras también lo son y encima conducen a la humanidad a una emergencia sanitaria.

Para que te hagas a la idea, el ser humano existe desde hace unos 2,5 millones de años como *homo erectus*. Como homo sapiens contamos con unos 200.000 años. De todo este tiempo, sólo el 0,4% (ni medio punto entre cien puntos) hemos sido agricultores y ganaderos: la mayor parte del tiempo de nuestra historia en el planeta fuimos cazadores y recolectores.

Como bien ejemplifica Marcos Vázquez en su libro *Fitness revolucionario*: «Si la existencia del género Homo se comprimiera en 24 horas (una hora representaría cien mil años), hemos vivido como cazadores-recolectores todo el día excepto los últimos seis minutos. A las 23:54 horas nos convertimos en agricultores-ganaderos». ¿Entiendes ahora por qué jugamos el juego de la alimentación con las reglas cambiadas?

Y adivina qué: no estamos preparados para lo que estamos comiendo (cereales, lácteos, legumbres, azúcares, transgénicos, comida procesada...). Y las consecuencias son que nos está sentando fatal: enfermedades pandémicas, crónicas y mortales.

Hay quien afirma que «la agricultura ha sido el peor error en la historia de la humanidad», desde el punto de vista nutricional. No le falta razón. A pesar de la enorme ventaja que sistematizar la producción de comida supuso (nos permitió evolucionar como especie), a nivel nutricional es un paso atrás en la salud vibrante que antaño gozamos. En el Paleolítico éramos atletas fuertes, hoy obesos enfermos.

Sé que estoy generalizando, pero examina las estadísticas y verás cuál es la tendencia.

Permíteme que te ayude a comprender que desde el punto de vista de la salud, la agricultura y la ganadería supusieron una involución. En ese cambio se perdió la variedad de alimentos en favor de unos pocos y no los mejores. Eso, se quiera aceptar o no, significa desnutrición.

Ya sé, me estoy poniendo radical, pero sólo así podrás comprender la magnitud de la tragedia. Nunca había habido tantos enfermos y por tantas enfermedades. ¿Es que nadie se da cuenta de lo que está pasando?

No quiero agitar más el problema, prefiero ocupar tu valioso tiempo en la solución, la conocemos (otra cosa es que nos guste), y en pocas palabras consiste en volver a la alimentación paleolítica de nuestros ancestros. Sí, a la comida real que nos hizo evolucionar como especie. Y es un cambio de dieta tan enorme que activará los genes de la salud vibrante y la belleza radiante.

Como te decía, hace unos dos millones de años el *homo habilis* aprende a usar herramientas, piedras y huesos, que le ayudan a conseguir grasa del interior de los animales que cazaba (cerebro y tuétano). Comer esa grasa aumenta su cerebro, que está hecho de grasa, y ello le proporciona una mayor inteligencia. Esa inteligencia le conduce a crear mejores armas y a cazar, descubrir el fuego y a cocinar..., todos esos cambios en la alimentación crean una nueva humanidad.

El siguiente salto evolutivo se consigue con el fuego, hace unos 500.000 años, que permitió calentar, cocer, asar alimentos, con lo que el esfuerzo digestivo fue menor y el aprovechamiento mayor.

Como puedes ver, la evolución es una suma de cambios nutricionales.

Ya te he dicho que hace unos 10.000 años, en el Neolítico (es poco en la historia pero si esperas una llamada es mucho) el ser humano pasó de recolector-cazador a agricultor. Un inmenso cambio.

Por un lado, bien: se crean asentamientos, aldeas, se cultiva y almacena el excedente para el invierno, se cría ganado... y todo eso nos permite hacer otras cosas que no son andar buscando comida. Pero, por otro lado, mal: la ganadería y los cultivos tienen un precio en enfermedades y desnutrición.

El período que va desde hace 2,5 millones de años hasta hace 10.000 años, es lo que se conoce como el Paleolítico. Es decir, el 99% de nuestra historia en el planeta. La «edad de oro» de la humanidad en lo que a forma física se refiere. Una etapa en la que gozábamos de buena forma física: cuerpos rudos, fuertes y resistentes.

En ese tiempo, es obvio que muchos morían de accidentes, infecciones o víctimas de otros depredadores, incluido el propio ser humano. Pero si tenían la suerte de evitar accidentes y depredadores llegaban a los 60-70 años con una condición física envidiable. Por ejemplo, en aquel entonces no había caries, ni cáncer, ni estrés...

Los humanos estaban muy ocupados sobreviviendo como para permitirse el lujo de enfermar. Comían comida de verdad, real. La mayoría de lo que encuentras en un supermercado no existía o no lo comían nuestros ancestros. La Paleodieta consiste en una alimentación diferente a la actual, ya que el 70% de lo que comemos hoy no lo comían los humanos paleolíticos.

Piénsalo bien, para ellos nuestra comida no sería comida. Imagina un hombre del Paleolítico entrando en un supermercado actual, apenas encontraría comida porque el 90% de los productos son altamente procesados y envasados, para el cavernícola serían cosas incomprensibles metidas en envases extraños.

Ellos no tenían tiempo para estar enfermos. Y así vivían cuatro, cinco, seis o siete décadas con una condición física envidiable. Hasta que una infección, un accidente, o un depredador se cruzaba en su camino.

Después, en el Neolítico, evolucionamos hacia la fragilidad.

Creo que la evolución de la humanidad entró en fase de involución, en el aspecto físico al menos. Si comparáramos un humano del Paleolítico y otro de la era agrícola, nos echaríamos a llorar. ¿Cómo pudimos perder una condición formidable, atlética y sana, para pasar a una constitución enfermiza y débil? Incluso perdimos tamaño.

Pues bien, la dieta de esos atletas paleolíticos es lo que hoy llamamos la «dieta Paleo». Y lo que sigue es el ABC de su alimentación. Si te alimentas como hacían los cavernícolas, honrarás a tu ADN y activarás los genes de la salud vibrante que se desconectaron con la Era Agrícola.

Su dieta constaba de carne magra y pescado salvaje con moderación, marisco puntualmente, verduras no feculentas a destajo, fruta sólo en temporada, bayas, huevos sin limitación, frutos secos, setas… Pero nada de cereales, legumbres, azúcares, sal, lácteos, alimentos procesados, aditivos químicos… ¿Ves dónde cometemos el gran error nutricional que está enfermando paulatinamente a la humanidad? Vamos en contra de los principios nutricionales que nos hicieron evolucionar, y llevamos una alimentación que nos hará involucionar.

En el Paleolítico tenían la gran suerte de no disponer de comida procesada. Corrían y caminaban largas distancia a diario para recolectar y cazar… Levantaban campamentos. Pasaban por períodos obligados de ayuno. Su masa muscular del 50%, y más, apoyaba su salud. El peligro de muerte por inanición actuaba como un agente selectivo de la especie.

Después las cosas cambiaron, con la agricultura se relajaron y empezó un proceso evolutivo inverso. A peor.

La paleodieta es saciante. Los cavernícolas no tenían el hábito del aperitivo o del *coffe break*. No comían más de tres veces al día. Hoy la comida es ubicua y a toda hora. Y comer cinco veces al día agota el sistema digestivo, estresa el cuerpo. No es la cantidad, también es la frecuencia. Comer menos veces al día rejuvenece; y más veces, envejece.

¿Por qué? Porque el cuerpo o bien se enfoca en repararse o bien en digerir, pero no en ambas tareas a la vez. Si no te reparas, envejeces.

La dieta Paleolítica retrasa el envejecimiento al eliminar los alimentos que envejecen. Pero ¿qué es el envejecimiento? Es la oxidación celular resultante de la ingesta de alimentos oxidantes, inflamatorios y tóxicos. Es antioxidante toda sustancia que anula los radicales libres, los malos de la película (envejecen y originan enfermedades).

Pero con el Neolítico, los últimos 10.000 años, hemos expuesto al cuerpo a alimentos antes desconocidos para nuestra especie: legumbres, cereales (trigo), leche y derivados; y mucho después el azúcar. No hace falta decir que el cuerpo no ha tenido tiempo para adaptarse a los alimentos «nuevos».

Imagina que mañana empiezas a comer serrín de hierro. No digo que no puedas acostumbrarte a ello después de 100.000 años, pero de un siglo para otro, seguro que no.

Comer al estilo Paleo no significa llevar una alimentación proteica. Bastan de 1 a 1,8 g por kilo de peso diariamente. De hecho, la proteína animal (huevos, carne, pescado o marisco) debe ser el acompañamiento de un plato de vegetales, y no al revés.

No conviene abusar de la proteína porque el cuerpo acaba convirtiendo ese exceso en glucosa, insulina, grasa… No tiene sentido prescindir de los carbohidratos y hartarse de proteína porque se estaría consiguiendo un efecto similar: azúcar en sangre. Unos 100 g de proteína al día para los hombres y unos 60 g para las mujeres.

Los animales del Paleolítico vivían en libertad; hoy los animales que comemos están en cautiverio y, además, son tratados con medicinas y hormonas.

La dieta Paleo regula el peso de forma automática, sin esfuerzos.

El cuerpo se autorregula por sí mismo hacia el peso ideal. Al principio se produce una gran bajada del peso. En mi caso, fue una reducción de 7 kg en unas semanas, dos tallas de pantalón. Y la desaparición del cinturón de grasa abdominal, el aumento de la masa muscular, la disminución de la grasa en general…, pero para mí, y creo que para muchos, perder peso no es la motivación, sino conseguir una salud vibrante y una juventud radiante.

Nunca me encontré tan bien en toda mi vida como ahora que he aprendido a decir no a los alimentos que degradan la salud. Mis alimentos son mi medicina.

En definitiva, el estilo Paleo incluye una dieta para toda la vida, no es un régimen puntual de adelgazamiento. No se trata de corregir el peso, sino de mantenerte saludable y lleno de energía. Y no, no es una moda, una ocurrencia de última hora, lleva más 2,5 millones de años funcionando a la perfección.

Su gran aporte es que es una dieta coherente con el ADN humano, es altamente saciante, nutritiva, no adictiva, no obesógena, no tóxica, y no hay que contar calorías, ni pasar hambre. Los humanos estamos diseñados para alimentos reales que se alinean con el estilo de vida cavernícola. ¿Tanto cuesta entender esto?

Sé Paleo, *my friend.*

Si te preguntas qué hay acerca de mí, te diré que sí, definitivamente, soy un chico (de 60 años) Paleo.

Dieta Keto (Ketogénica)

Es muy similar a la dieta Paleo pero con el añadido de reducir a casi nada la ingesta de carbohidratos (por debajo de 50/100 g al día). La idea es quemar cetonas para conseguir energía en lugar de la glucosa. Por una razón: las cetonas son la fuente de energía que el cuerpo prefiere.

Con la cetosis, el tipo de combustible que consume el cuerpo pasa de la glucosa a la cetona: aumenta la energía, eleva el metabolismo y promueve la salud llevándola a otro nivel. Es como pasar de una gasolina de bajo octanaje a una de alto. Ya no tienes tanto apetito porque tu fuente de energía es la grasa acumulada, y siempre tienes más de la que quieres y necesitas.

Aunque estés delgado como un pajarito, tienes grasa en tu cuerpo para tirar muchas millas sin repostar. Por falta de suministro no te preocupes. Es adecuada para cualquier persona salvo para las enfermas de diabetes tipo I. Y sin ser estricto en mantenerse en cetosis de forma continua, la pauta de reducir carbohidratos al máximo es una muy buena instrucción para tener en cuenta de por vida.

De modo muy resumido, la dieta Keto supone una ingesta baja en carbohidratos, alta en grasas y moderada en proteínas. A eso se reduce.

Las cetonas se producen en el cuerpo cuando se le alimenta con grasas y no con carbohidratos. Y como veremos, ése es un combustible de primera calidad y con muchas ventajas (es antiinflamatorio).

¿Qué tienen de malo los carbohidratos? Que disparan el nivel glucémico, lo que ocasiona que el páncreas secrete insulina a gogó para eliminar la glucosa en sangre. Cuando se eleva la insulina, se almacena grasa en el cuerpo y se promueven enfermedades a gogó.

Nuestros actuales problemas de salud, de dimensiones epidémicas, provienen de una alimentación perjudicial, equivocada, enfermiza.

Se hizo correr el bulo de que debíamos eliminar las grasas y sustituirlas por carbohidratos, y eso condujo a la humanidad a uno de los errores nutricionales más graves y con peores consecuencias de la historia. Ahora empezamos a ver las consecuencias con la epidemia de obesidad.

La dieta Keto, al eliminar cereales, azúcares y carbohidratos simples, hace que el cuerpo use como combustible la grasa que se ingiere, así como la almacenada. Recuerda que un depósito de grasa almacenada es origen de problemas de salud.

Estás descubriendo que comer grasa saludable adelgaza. ¿Cómo? Sí, la grasa que se almacena en la barriga no proviene de la grasa que se come, sino de los carbohidratos que se convierten en glucosa. Sólo si entiendes esto podrás dar entrada en tu dieta a la grasa saludable.

Es recomendable comer grasa saludable como la del aceite de coco y oliva, del aguacate, de ciertos frutos secos, de la carne que se ha criado con pastos y sin antibióticos… La gran ventaja de la grasa es que es saciante por lo que no invita a seguir comiendo más allá de lo razonable, y además no eleva el índice glucémico. Te concede largos espacios de tiempo sin hambre.

Todo son ventajas. Las grasas no acidifican el organismo, la grasa es neutra respecto al ph. Es el combustible preferido del cerebro y proporciona energía de calidad.

Una vez más, la dieta Keto tiene tres características:

1. alta en grasas saludables
2. baja en carbohidratos
3. moderada en proteínas

Ésta es la pauta que mejor la define. Y es fácil de recordar.
Por supuesto también descarta (como la Paleo) el consumo de:

- azúcares
- aceites vegetales
- cereales
- legumbres

¿A qué aceites vegetales me refiero?, a aquellos que han sido procesados y refinados a altas temperaturas y con disolventes químicos. Y eso incluye los aceites de colza, girasol, soja, maíz, cártamo…, vamos, todos los que usan los restaurantes por ser más baratos. Mejor aléjate de todo eso, también olvida cocinar con margarina. Estos aceites no tienen cabida en la dieta Keto. Utiliza solamente aceites de calidad: oliva, coco, palma. Y adicionalmente mantequilla.

No estoy en contra de las legumbres, tienen muchos nutrientes, pero también suponen una buena dosis de lectinas y carbohidratos (el 50% de su composición). Además son muy indigestas, lo que las descarta en esta dieta. Yo ya ni me acuerdo de ellas, son historia.

El coco y la cetosis van de la mano. El aceite de coco te ayudará a conseguirla.

Sucede que entrar en cetosis es complicado, exige mucha disciplina: menos de 50/100 g de carbohidratos al día. Para entrar en cetosis puede tomar una semana. Pero cuando se incluye el aceite de coco en la dieta ocurre algo muy beneficioso: se promueve la cetosis incluso comiendo moderadamente carbohidratos (hasta 100 g al día).

Por qué el ayuno te ayuda a mantenerte sano

El ayuno también ayuda a conseguir el estado de cetosis. Cuando se hace ayuno, obviamente, no se consumen carbohidratos, lo que activa la cetosis. Al no poder quemar glucosa, el cuerpo quema grasa almacenada, y se adelgaza. Pero, a la vez, también se depura el organismo porque la grasa acumulada almacena toxinas que ahora el cuerpo libera. El ayuno es una forma de provocar la cetosis acelerada, en uno o dos días nada más.

El ayuno reduce el azúcar en sangre y, consecuentemente, la insulina.

Sobre el ayuno, déjame decirte que conviene practicarlo con prudencia. Si bien aporta beneficios, más allá de prolongarlo 24 horas puede acarrear también inconvenientes.

Yo creo en ayunos intermitentes de menos de 24 horas que son muy fáciles de llevar (sólo de 12-16 horas). Es tan sencillo como cenar antes de las 8 de noche y no volver a comer nada hasta las ocho de la mañana siguiente. Yo lo hago cada día, el ayuno de 12 horas, y ese período de ayuno intermitente es un auténtico descanso para el organismo, que puede así dedicar recursos a repararse.

En síntesis, hay diferentes niveles de ayuno (desarrollarlo no es intención de este libro ya que exigiría un libro diferente):

- Ayuno de 12 horas
- Ayuno de 18 horas
- Ayuno de 24 horas
- Ayuno de 24 horas, excepto grasas (ayuno sin dejar de comer)

En cada uno de estos ayunos, se abre una ventana de alimentación, y el resto son las horas de ayuno (12, 18, 24) en las que se puede tomar agua, infusiones, té o café. No se trata de comer menos, sino de concentrar las comidas del día en la ventana de alimentación.

Es muy sencillo, cena antes, desayuna después.

Creo que la dieta Keto es adecuada puntualmente, y no lo es nunca para personas diabéticas de tipo I. De esta dieta me quedo con la pauta de eliminar los carbohidratos como fundamento.

Cuando los eliminé, mi bienestar general dio un salto espectacular.

Abandonar los carbohidratos, respecto a mis migrañas, ha tenido un efecto decisivo. Si tienes dolores de cabeza, prueba con eliminar azúcares y carbohidratos y observa la frecuencia e intensidad de tus jaquecas. Estoy seguro de que notarás un gran cambio. Por no hablar de la claridad mental que se operará en ti.

Por mi parte, he adoptado el patrón (aprendido del Dr. Yoshinori Nagumo) de: «una sopa y otro plato» en mis almuerzos y cenas. Nada de entrantes, primeros y segundos, más postres. En mi dieta no existen los postres, los cuales considero nada más que una forma de arruinar una buena comida y la salud. ¿Hago excepciones? Claro, pero son eso: excepciones.

Mi esquema de comida «un plato más un tazón de sopa» me funciona muy bien. «Un plato y una sopa» significa un único plato acompañado de una sopa (una crema vegetal o un caldo de huesos). Si te parece un sacrificio, te ayudará hacerte esta pregunta: ¿quieres ver a tus hijos y nietos mayores? Entonces ten un poco de disciplina y enfócate en vivir una vida sana.

Los ayunos inteligentes tienen un efecto curativo pues liberan el poder sanador del cuerpo, al darle un descanso al sistema digestivo. A mí no me sienta nada bien saltarme una comida, según el Ayurveda mi *dosha* es Pita y puedo ponerme de muy, muy, mal humor si altero mis horas de comer. De modo que no me planteo ayunos de 24 horas.

El único ayuno que tolero es el intermitente o nocturno: 12 horas sin tomar nada, mientras duermo. Desde mi cena a mi desayuno transcurren esas 12 horas de ayuno, que alivian al organismo y le relevan del esfuerzo de digerir. Cuando el organismo no se somete al trabajo de digerir, se puede centrar en reparar.

Menos comida es más salud.

En resumen

Puedes profundizar en ambas dietas, hay mucha bibliografía al respecto. Al final del libro encontrarás algunas lecturas recomendadas. Te aconsejo que te leas los libros imprescindibles, así como el que relaciona la dieta con los grupos sanguíneos.

También te recomiendo que explores los factores emocionales que afectan a tu peso, para ello nada mejor que apoyarse en un coach. Puedo recomendarte una excelente coach nutricional, que más allá de proporcionar dietas, busque contigo las causas mentales y emocionales del sobrepeso, tan sólo contáctame por email o en mi web www.cumplir 40alos60.com.

Yo soy O positivo, así que tengo el tipo sanguíneo más antiguo de la especie, y eso me vincula al estilo Paleo de los más lejanos ancestros. Soy Paleo 100% y por ello verás que hablo tan apasionadamente de esta dieta. He averiguado que, cuando como al margen de lo que establecía la dieta de nuestros ancestros los cavernícolas, aumento de peso (acumulo grasa) y lo que es peor: tengo dolores de cabeza. La dieta Paleo a mí me ha servido para derrotar a mi migraña. Pero hay muchos otros problemas (y más graves) que resuelve en unas pocas semanas.

Pero tú debes conocerte, escucharte, y seguir lo que sientas que te funciona mejor. Sea cual sea tu estado y naturaleza, la alimentación es tu mejor medicina. No te hagas trampas, no te guíes por el capricho, la gula, o la comodidad. Recuerda que estás en medio de una guerra química en la que te juegas la vida.

Sé que este libro plantea un reto de cambio de hábitos alimenticios enorme, pero la salud y la vida están en juego. Espero que no tengas que verte ante un problema de salud para tomar cartas en el asunto. Ahora es el momento.

· EL DESPERTAR DE LA FUERZA ·

El ejercicio inteligente tiene muchos beneficios para la salud vibrante y la juventud radiante. Imagino que ya debes haber oído aquello de: «Mueve tus pies para cuidar tu cerebro». Qué gran verdad. En su opuesto, la ausencia de ejercicio es uno de los factores que envejecen el organismo y lo enferman. No estamos hechos para la inactividad. La ausencia de ejercicio es muy desgastante igual que el exceso.

La excusa más común que uno puede darse a sí mismo es la de no tener tiempo para hacer ejercicio, pero esa falta de tiempo obligará en el futuro a buscar tiempo para encamarse debido a una enfermedad. Como en todo, no hay atajos. Un cuerpo sano exige tiempo: o bien para ejercitarse o bien para curarse.

Puedo «oír» tus pensamientos: trabajas sentado en un despacho. Entonces bastará con que te levantes cinco minutos cada hora (el ordenador puede avisarte a las horas en punto), ese simple gesto eleva el metabolismo que ha decaído un 90% por permanecer en reposo por 30 minutos o más.

Vamos a ver el modo de acortar el tiempo que dedicas a mejorar tu condición física, pero a la vez conseguir mejores resultados que dedicándole mucho tiempo.

Mis recomendaciones:

1. Deja de entrar en un gimnasio
2. Deja de salir a correr
3. Hazte con un set de pesas rusas *kettlebells*
4. Entrena a intervalos de alta intensidad (HIIT)

Si sigues estos consejos: gastarás menos dinero, menos tiempo y acelerarás tu mejora física.

La soledad de los gimnasios vacíos

Apuntarse a un gimnasio es la excusa fácil para autoengañarse: ir al principio para acabar no yendo nunca. Se convierten en desolados espacios sin vida. Los gimnasios lo saben y su modelo de negocio consiste en aliviar los remordimientos mediante las suscripciones mensuales.

Yo he caído varias veces en esa trampa.

Y pronto me di cuenta de que el gimnasio difícilmente sería sostenible, y menos rentable, con las pocas personas que nos juntábamos allí. Sólo un puñado de auténticos fans acaban yendo regularmente. Siempre son los mismos. El resto entiende que tiene que haber otra manera de estar en forma sin invertir tanto tiempo en el intento.

Fíjate en tu gimnasio, la gente no va. ¿Verdad? Y con razón, es una lata perder media hora para llegar, media para volver, y ducharte en un vestidor público. Demasiado tiempo, yo no cuento con tanto y tú tampoco.

Además, la mayoría de máquinas que allí encontrarás, y algunas clases también, no reproducen situaciones reales de la vida. No son ejercicios funcionales. Vamos, que en la vida real no servirían de nada. Por otro lado, muchas máquinas se usan sentado (¿no es más de lo mismo?, ¡como en el despacho!). Entonces, ¿tiene sentido repetir hasta el aburrimiento un movimiento que no sirve para nada?

Y luego están esos espejos de suelo a techo para que te mires y remires, te veas bien poca cosa, y hagas unas series más para ver si se te nota.

Apuntarse a un gimnasio convencional es absurdo. Acudir es eternizar el error de haberse inscrito.

Salir a correr tampoco es la panacea, yo lo hago de vez en cuando pero no es ahí donde me enfoco. Está bien para disfrutar de las endorfinas, airearse, sacudirse el estrés y estar un rato a solas…, pero no es tan beneficioso como nos lo han pintado. ¿En qué situación real nos conviene correr durante media hora, una hora, o más? Exacto, en ninguna. No es funcional. Es inservible.

No corras para quemar calorías. Correr ¡seis horas! sólo te ayudará a deshacerte de unas 3.000-4.000 calorías. Muy poco resultado para un esfuerzo sobrehumano. Mi podómetro y mi bicicleta estática me indican las calorías que quemo cuando hago ejercicio, y me ofrecen unas cifras tan ridículas que siempre me entra la risa.

El ejercicio está bien para tonificar; pero para perder peso, mejor cambiar de alimentación y pasar del «modelo de quemar glucosa» al modelo de «quemar grasa» durante todo el día, y no sólo en el entrenamiento.

Olvida el gimnasio y sustitúyelo por un set (de dos o tres piezas con diferentes pesos) de *kettlebells* (búscalo en Internet y verás de qué te hablo). Es más barato y te durarán toda la vida. Tus bisnietos no sabrán dónde ponerlas cuando las hereden. Se dice que, en realidad, nunca eres el dueño de una *kettlebell*, tan sólo la guardas y transmites a la siguiente generación.

Con las *kettlebells* todo es muy sencillo, hay muchas formas de usarlas pero basta con dos usos básicos: el *swing* y el *get-up* para ejercitar todo el cuerpo.

¿Por qué es mejor una *kettlebell* que una mancuerna? En primer lugar, eso es más normal en la vida real; en segundo lugar, eso pone más músculos a trabajar para reequilibrarte. Con eso tu espalda y hombros pasarán a otro nivel. Si te preguntas qué relación tienen esos levantamientos con la vida real, te recomiendo:

1) Ten un hijo («levantamiento de hijo» diario hasta los 8 años).
2) Haz una mudanza (yo he hecho cinco en los últimos quince años, con un promedio de 100 cajas y dos camiones con muebles cada una).
   Y entenderás por qué reforzar tu espalda y hombros es imprescindible para sobrevivir hoy día.

Por qué el ejercicio convencional no es tan útil como dicen

Cualquier ejercicio que se realiza en baja intensidad, aunque por un largo espacio de tiempo, no servirá para adelgazar. No digo que andar, trotar, montar una bicicleta o nadar, entre otros, no sea bueno. Puedes esperar mejorar tu esperanza de vida con sólo pasar más tiempo de pie, andar más, subir más escaleras o calentar menos el sofá.

Si el objetivo es quemar calorías, correr o levantar pesas no es lo más eficiente. Para quemar más calorías que las que ingerimos deberíamos entrenar durante una cantidad de horas al día que no nos dejarían espacio para más. Necesitarías seis horas para quemar el exceso de calorías.

Quiero revelarte que hay algo mejor: el secreto para adelgazar es la intensidad.

Corre el mito de que cuanto más ejercicio haces (cantidad), mejor te irá. No estoy seguro, de hecho, podría ser contraproducente. Forzar la máquina por largos períodos de tiempo provoca desgaste, lesiones, tendinitis, contracturas, problemas de rodillas, degeneración coronaria… Contar kilómetros, y tiempo de esfuerzo, no es tan interesante como parece, es irreal. Este comportamiento no es Paleo, es moderno y no parece muy funcional. En nuestro mundo real no es necesario, es antinatural.

La alta intensidad acelera el metabolismo, lo que hará que quemes más calorías incluso horas después. Los músculos ganan tamaño y función cuando el entrenamiento es en intensidad y no en duración. De todas formas, el ejercicio no es para para verse mejor, sino para sentirse y envejecer mejor.

Entrenar para quemar calorías no es la solución, para eso es mejor cambiar de dieta.

Entrenar para lucir mejor no es la idea, es para funcionar mejor.

Se trata de funcionar mejor en el mundo, no de hacer funcionar mejor las máquinas del gimnasio. Son innecesarias, un invento de la industria para sacarte dinero en cuotas, hoy la tendencia del *fitness* son las salas diáfanas y vacías. Y para funcionar mejor necesitas menos tiempo y menos ejercicios de los que piensas. Todo es muy simple, el HIIT es la sencillez en el entrenamiento.

Más resultados, menos entreno, con el HIIT

La forma de entrenar minimalista es el HIIT (también le llaman *fast* ejercicio), que es el acrónimo de *High Intensity Interval Training,* y en pocas palabras consiste en que la intensidad es mucho mejor que la cantidad. Ahora entenderás que menos es más en este viaje a la juventud duradera.

Se trata de hacer ejercicios a alta intensidad pero durante segundos nada más. De tal manera que con 20 minutos al día de ejercicio (incluyendo las recuperaciones) consigues mejores resultados que con entrenamientos de intensidad media durante horas. Pierdes más grasa y tonificas más rápido que con el ejercicio convencional.

Y sólo tres días a la semana. Ya te dije que yo no dispongo de mucho tiempo. Resulta más natural, más funcional. Observa a los niños, ellos practican desde la intensidad. Series cortas e intensas de ejercicio. Qué sabios son los niños y qué absurdos nos volvemos con el tiempo.

Y aquí viene la reflexión: ¿necesito un gimnasio para una sesión de 20 minutos que ni siquiera me hace sudar? Y por si fuera poco: como no vas a sudar, tampoco necesitas un equipamiento deportivo sofisticado... Cuando me contaron esto, sólo deseaba que fuese verdad, era lo que había estado buscando siempre.

Busca lo breve y superintenso, como hacen espontáneamente los niños. Es así como se vivía en el Paleolítico.

Mi agenda ganó espacio cuando me borré del gimnasio, me compré mis *kettlebells* y entrené minimalistamente con el HIIT. El *fast*ejercicio se complementa muy bien con la *fast*fuerza. Combinas lo aeróbico con la fuerza. Tres días para cada entrenamiento, en total seis, y al séptimo descansas.

Todo esto encaja mejor con nuestro pasado Paleolítico. Piénsalo, nuestros ancestros no corrían triatlones, ni maratones, ni se encerraban en gimnasios... y estaban en una forma espléndida. Hacían esfuerzos intensos puntuales y de corta duración. Un niño hace exactamente lo mismo. Sólo los adultos cometemos el error de mortificarnos en series interminables y en palizas inhumanas (peligrosas e insostenibles).

Con el HIIT te aseguras quema de calorías durante las 36 horas siguientes del ejercicio (día y medio), eso es quemar calorías de forma pasiva, mientras duermes o haces otras cosas. Máximos beneficios con mínima inversión de tiempo y de esfuerzo.

El HIIT es un entrenamiento antiinflamatorio y antioxidante que consigue mejores resultados en menos tiempo.

Te cuento todo esto porque entiendo la importancia del ejercicio para la salud vibrante y la juventud radiante. Y sé que no es grato para todos perder tanto tiempo y dinero en tratar de mantenerse en forma. Me preocupa especialmente la gente que entrena horas y horas exponiéndose a una lesión, estresando su cuerpo y cosas peores. Entrenar a una intensidad moderada durante horas no sólo es antinatural, no está en nuestro ADN, sino que es peligroso.

¿Resulta difícil de creer? Hum, veamos un ejemplo: los corredores de fondo. Échales una mirada, están que dan pena: flacos, sin tono, sin masa muscular, con un rostro chupado... ¿quién quiere eso?

Ahora mira a un corredor de velocidad: con volumen, musculados, imponentes, atléticos... Más apetecible. Los corredores de larga distancia segregan cortisol, la hormona del estrés, que acaba provocando pérdida de masa muscular (descompone el músculo para obtener glucosa). Por no hablar del desgaste y de la mayor exposición a lesiones.

Ahora entiendes por qué no recomiendo la actividad física muy demandante. No estamos diseñados para rendir como máquinas. Incluso éstas se estropean si se las fuerza.

El exceso de ejercicio rompe el equilibrio y daña el cuerpo. El resultado: estrés, envejecimiento prematuro, supresión del sistema inmune, pérdida de masa muscular, lesiones musculares y articulares, y agotamiento.

Después de leer este capítulo habrás aprendido que el mejor ejercicio consiste en realizar actividades esenciales como las siguientes:

1. Andar
2. Nadar
3. Correr
4. Pedalear
5. Remar

En la primera actividad, sin limitación. En las siguientes, con limitación. Y por encima de todo la filosofía HIIT: esfuerzos cortos seguidos de descansos, ya sean aeróbicos (trotar, bicicleta) o anaeróbicos (mancuernas, pesas rusas).

Andar, nadar, correr, son actividades naturales, simples, no competitivas. Sin embargo, la mayoría de la gente prefiere deportes que implican competición, puntos, marcas, retos..., ya sea en un deporte individual o en equipo. ¿Para qué involucrar al cuerpo en las películas de la mente? El cuerpo no necesita los logros que el ego se impone. Sólo entiendo el ejercicio sin reglas, sin luchas, sin rivales, sin cronómetros, sin marcador, sin marcas que batir, etc.

Y funcionalmente, pon atención en la flexibilidad, la potencia, la fuerza y la resistencia. La potencia y la fuerza son el foco del HIIT. Lo que ocurrirá es que el ejercicio de alta intensidad te pondrá en forma mucho más rápido que el convencional. Conseguirás más resultados con menos esfuerzos.

Ejemplos de sesiones caseras de HIIT

Como siempre y en todo: ejercítate gradualmente, no te emociones, permite al cuerpo que se adapte. La progresión te servirá para adherirte a esta práctica con seguridad y determinación.

Súbete a una bicicleta estática y, tras un par de minutos de calentamiento, inicia un sprint de sólo 30 segundos a toda velocidad con la máxima resistencia. Descansas 3 minutos y continúa con otros 30 segundos de intensidad (20 segundos si estás empezando). Haz 3 series, o 5 si las aguantas bien. Y ya estás por hoy. En total 20 minutos. Sólo 3 días por semana.

No por hacerlo cada día conseguirás más, ésa es la belleza del HIIT.

Parece poco esfuerzo pero te aseguro que 5 o 7 series de 20 segundos de HIIT te cansarán aunque no te dejarán exhausto como un partido de futbol o una hora o más de trotar.

Vas a llevar tus pulsaciones al 80 o 90% de tu frecuencia cardíaca máxima (nunca llegar al 100%), para ello debes calcular tu máximo recomendado según tu edad. No temas por subir pulsaciones, con el HIIT reduces el riesgo de sufrir accidentes cardiovasculares. Tu corazón se fortalecerá, aumentará su tamaño, será más eficiente. Este tipo de ejercicio está avalado por la ciencia que reconoce su efectividad y su seguridad.

Puedes calcular tu frecuencia máxima: FC máx. = 205,8 − (0,685 x edad). O la sencilla fórmula: FC máx. = 220 − edad (usar 226 para las mujeres).

Durante el HIIT la intensidad no te permite hablar, ver un monitor, o escuchar nada…, estás jadeante y desesperado por acabar la tanda. Si tu entrenamiento te permite hablar por teléfono o tararear una canción, estás perdiendo el tiempo.

El HIIT te ocupará sólo 20 minutos al día, descansos incluidos. No tienes ni tiempo de sudar. No hace falta ni que te vistas con ropa de deporte sofisticada (vaya timo), para ello, tardarías más vistiéndote que ejercitándote. Si dura más de 20 minutos, la intensidad descenderá y ya no será HIIT.

Otro modo de practicar esta técnica minimalista es subir un piso de escalera a todo correr y bajarlo andando. Dedicarle 4 minutos, para hacer todas las series que sean posibles en ese período (no menos de diez tramos de escaleras). Más adelante, en unos meses, subir dos pisos de un tirón y bajarlos andando, por cuatro minutos. Y ya está por hoy. ¿Quién necesita un gimnasio?

Es fácil de aplicar en muchos espacios y con muchos tipos de ejercicios. Podemos aplicar el ejercicio intenso a las sentadillas, las sentadillas con salto, la plancha, las zancadas, la carrera en el sitio, el Tabata…, siempre combinando la intensidad con descansos, todo muy sencillo, sin máquinas, ni equipos.

Mi preferida es la bicicleta estática, que es la más recomendable para empezar. Los contadores incorporados de resistencia, tiempo, pulso, son de gran ayuda para cumplir con el protocolo HIIT, el ejercicio inteligente.

El ejercicio extremo causa estrés inflamatorio extremo

Hacer ejercicio inteligente es una actividad sagrada porque debe cuidar del cuerpo, que es el templo del alma. No se deben forzar sus límites, pues no fue creado para competir, o alcanzar mejores marcas. Llevarlo al límite de su resistencia es un error. Ni siquiera el HIIT busca el máximo, se aplica al 90% de la capacidad máxima.

Forzar es violentar el cuerpo, que es el altar del espíritu, y tratar de «mejorarlo» no debe ser un fin en sí mismo. Todos esos deportes tan competitivos pueden ser divertidos, pero pasan factura y acaban envejeciendo prematuramente.

El ejercicio extremo estresa el cuerpo. Un cuerpo estresado se inflama. La inflamación enferma.

El exceso de ejercicio conlleva un mayor estrés oxidativo, que a su vez libera radicales libres, y éstos se relacionan con varios desórdenes físicos, dentro de los cuales están los procesos inflamatorios. Es común en los deportistas que padecen vigorexia (una preocupación obsesiva por el físico). Es el llamado sobreentrenamiento.

Voy a darte un ejemplo: los maratones, triatlones, *ironman...* son una exageración. Simplemente son una locura. Consumen el cuerpo y sus órganos. Esas proezas físicas nunca han sido necesarias en toda la historia de nuestra especie para su supervivencia, más bien son una excentricidad del homo sapiens moderno, al que le gusta traspasar los límites razonables.

Quiero que entiendas que el ejercicio físico excesivo es estresante e inflamatorio.

El estilo de vida de Paleo, el de nuestros ancestros, incluye actividad física diaria, pero diferente. Ellos hacían esfuerzos breves, intensos, ocasionales, el movimiento era frecuente, el sedentarismo inexistente. Todo eso se ha perdido, ahora basculamos a los extremos: o sedentarismo extremo o ejercicio extremo.

El sobreentrenamiento es agotador. Un error para el que no está diseñado el cuerpo humano. Tan malo es no mover el cuerpo como someterlo a extenuantes ejercicios (un partido de futbol, correr millas y millas, levantamiento de pesas durante horas...) que agotan el metabolismo y que inundan el organismo de radicales libres.

El ejercicio extremo envejece el organismo y lo somete a un enorme estrés. Es un ataque a la salud del corazón. Y en general un acto de violencia contra el propio cuerpo. El cuerpo humano necesita menos intensidad y más frecuencia.

Creo que cuando una persona, en sus cuarenta o cincuenta, quiere demostrarse a sí misma y a los demás que aún es joven, y se somete a duras pruebas físicas, está acelerando su envejecimiento y cavando su propia tumba.

Conozco a demasiadas personas que en medio de sus crisis de los cuarenta tratan de demostrarse que aún son machos alfa, o hembras alfa, que acaban en el quirófano por una lesión. Articulaciones, tendones y músculos quedan muy tocados con el ejercicio intensivo y repetitivo. Lo que se consigue así es el envejecimiento prematuro, el desgaste físico, debilitar el sistema inmunitario...

Un ejemplo, en mi treintena tomé clases de patinaje artístico y entrenaba semanalmente. Recuerdo que tras un año de patinar tuve que dejar mi entrenamiento como patinador sobre hielo por el estrés que sometía a mis rodillas. Los giros son muy desgastantes, y estuve a un paso de entrar en quirófano para operarme de ambas rodillas.

Por suerte, supe aceptarlo y abandonar la práctica de un deporte que me encantaba pero que me perjudicaba. El cuerpo dijo basta, y es fácil de entender que no ha evolucionado para realizar ese tipo de piruetas sobre patines. Sé por propia experiencia lo que significa renunciar a una actividad que te resulta apasionante, pero honrar el cuerpo es un deber.

Nuestros genes Paleo nos demandan movimiento frecuente con puntas breves de intensidad y descansos, algo muy parecido al entrenamiento HIIT. Es Paleo caminar sin limitación, breves carreras al trote, *sprints* intensos cortos, ejercicios de fuerza puntuales, arrastrar, levantar, empujar, saltar, trepar… sin exceder el 90% de la frecuencia cardíaca máxima. La condición en esto es no cubrirse la camiseta de sudor, si se llega a ese punto, es sobreentrenamiento.

El momento también cuenta. El Ayurveda recomienda hacer ejercicio antes de la puesta de sol. No tiene sentido jugar un partido de tenis o de futbol por la noche porque es cuando uno dispone de tiempo después de una jornada laboral.

El cuerpo queda excitado justo en las horas que debe empezar a relajarse para afrontar una noche de sueño reparador. Si no se tiene otro momento durante el día, es mejor levantarse antes y empezar la jornada con una sesión de ejercicio de 20 minutos, en casa. Eso es sin duda mucho más efectivo y recomendable.

Pero no quiero que pierdas de vista que para bajar de peso hay otra cosa mucho más efectiva que el ejercicio: el cambio de alimentación descrito en este libro.

Demasiadas personas se enfocan nada más en el ejercicio como recurso para perder el exceso de peso. Pero eso sólo debería suponer el 20% de la estrategia, ya que el 80% debería enfocarse a la alimentación (y no a la cantidad de lo que se come, sino a la cualidad de lo que se come). ¿Entiendes ahora por qué tantas personas fracasan en el gimnasio en sus intentos de controlar su peso? Apenas tocan la alimentación y se enfocan en un tipo de entrenamiento contraproducente.

La solución no está en el gimnasio, sino en la mesa.

La grasa corporal no se elimina con ejercicio. Trabajar una zona (por ejemplo, abdominales) para reducir la grasa allí depositada no funciona. Sólo funciona cambiar de alimentación y pasar a obtener la energía de la grasa acumulada para así quemarla.

Mejor ejercítate al aire libre que en una sala de espejos

La actividad física recomendada antes está estrechamente vinculada con la actividad al aire libre, no en un gimnasio. El ejercicio al aire libre permite recibir un baño de sol a diario. Haz ejercicio en tu terraza o balcón. La luz del sol es la mejor fuente de vitamina D, imprescindible para la salud mental y física.

Un cierto tono en la piel es la garantía de recibir la dosis de luz solar diaria. Veinte minutos al día bajo el sol, evitando las horas de mayor intensidad solar, bastan como mantenimiento. Si vives en una zona donde hay pocos días de luz solar, o durante el invierno, es adecuado tomar un buen suplemento de vitamina D, aunque ninguna fuente supera al sol.

Hay que descartar el mito: «Evitar el sol para prevenir el cáncer». Un exceso de sol sí es obviamente perjudicial y promueve el cáncer de piel, pero la falta de sol, y de la vitamina D, promueve ¡todas las clases de cáncer!

Hagamos un poco de historia: tras emigrar de África a otras latitudes, a la especie humana se le aclaró la piel para que ésta dejase pasar los rayos del sol menos intensos en latitudes superiores. Fíjate que cada latitud tiene su tono de piel adecuado. Estamos preparados para protegernos del sol local, pero no para achicharrarnos en una playa caribeña, si no es que eres de allí.

El sol en su justa medida es imprescindible para la salud. La luz del sol es tan importante o más para la salud de los huesos que el calcio. Toma más sol y menos leche si quieres cuidar de tus huesos.

Voy a resumirte la pauta del ejercicio inteligente:

- ejercicio de alta intensidad, puntualmente y brevemente
- ejercicio de baja intensidad, regularmente y prolongadamente
- alternar el esfuerzo con la recuperación

Hay estudios que han revelado que en las cinco «zonas azules» (donde las poblaciones viven más en promedio y abundan los centenarios) las personas no hacen deporte, pero sí se mueven más. Sí, has leído bien, ni siquiera hacen deporte, simplemente caminan mucho. También cuidan su alimentación, mantienen vínculos estrechos con su comunidad y tienen un propósito en la vida.

Personalmente sigo estas disciplinas de ejercicio inteligente que me sientan muy bien, y son:

- Yoga
- Andar
- Levantamientos con *kettlebells*
- HIIT con bicicleta estática

En resumen, no se trata de agotar tu cuerpo con extenuantes sesiones de ejercicio, lo cual envejece el cuerpo y lo desgasta, por no decir que acaba creando lesiones a largo plazo… Es mejor andar media hora al día a buen ritmo, subir escaleras siempre que puedas, levantarse a menudo de la silla.

Personalmente soy un fan de andar. Lo hago casi cada día por un espacio de 45 minutos, con subidas pronunciadas y bajadas. Mi meta es 10.000 pasos al día y lo monitorizo con un podómetro en mi reloj. Y como vivo en una casa de tres plantas, cada día subo escaleras por el equivalente de 33 pisos según mi podómetro.

Todo eso junto a las técnicas antes expuestas me ayudan a mantenerme activo. ¿Podría hacer más? Claro, pero no estoy al servicio de un cuerpo, sino que este cuerpo que utilizo está a mi servicio.

En resumen, gasta en zapatos y no gastarás en medicinas.

Gimnasia espiritual o el baño de energía

El espíritu también necesita «ejercitarse» con la profundidad de la calma.

Como tengo la suerte de vivir entre el mar y la montaña dispongo de pequeños bosques de pino mediterráneo por donde pasear en silencio. En Japón tienen un concepto que adoro: *Shinrin-yoku,* que literalmente significa «baño forestal». Y consiste en adentrarse en el bosque para simplemente bañarse de su paz. Allí puedes disfrutar de la calma y puedes relajarte y deshacerte del estrés. Nada de lo que ocurra fuera del bosque importa dentro del bosque. Las dificultades allí no existen porque todo es muy real y se desarrolla sin esfuerzo.

Pero *Shinrin-yoku* implica mucho más: sumergirse en el ambiente del bosque (como quien se sumerge en las aguas del mar) y recibe toda su energía. Su *Chi*. Es fácil absorber el *Chi* de los árboles y conectarse a la inteligencia que gobierna el Universo. No hace falta realizar ningún rito, basta con estar presente y conectar con el espíritu del bosque.

El concepto de «baño de bosque» me conduce a otro, también japonés, que es el *Aware*.

Aware significa «compasión por las cosas» y también se refiere a la apreciación de un momento breve y efímero. Y eso es lo que ocurre cuando uno se adentra en el bosque o está en contacto con la naturaleza. Cuanto más consciente eres, más aprecias lo efímero de ese momento. Uno siente la felicidad de un momento único, pasajero, de belleza transcendente.

Aware es un concepto oriental que recuerda que la vida pasa rápidamente. O vives el momento o ya pasó. El tiempo se disuelve en las manos porque es la materia prima de la que está hecha la vida. *Aware* significa que nada es para siempre, y que todo pasa. Cuando me he sentido bajo, física o anímicamente, me he repetido como un mantra: «esto también pasará, esto también pasará»... *Aware, Aware*...

La vida es un oleaje que va y viene, del mismo modo que el éxito y los logros van y vienen. Cada uno de nosotros es una ola, en el océano de la conciencia.

Para ilustrar el concepto anterior, imagina un río. Sus aguas nunca son las mismas. A cada momento, el caudal es distinto y nunca ves el mismo río. Del mismo modo, un paseo por el bosque es fluir entre momentos irrepetibles.

Si miras el cielo comprobarás que ocurre lo mismo: durante el día el cielo siempre es distinto, no hay dos nubes que sean iguales, cambian todo el tiempo y no se han repetido desde que el mundo es el mundo.

Mientras lees esto, nota cómo empiezas a integrar la filosofía de fluir en la vida. Y si puedes, sal a dar un paseo. Si hoy no has caminado, esos pasos se han perdido para siempre.

· LOS ALIADOS CONTRAATACAN ·

En la guerra nutricional en la que nos hallamos involucrados, he encontrado aliados muy poderosos que me ayudan a contrarrestar los ataques del lado oscuro. Como sabes, mi plan de salud se enfoca y se basa en un cambio de alimentación. Pero contar con ayuda extra viene muy bien. Éstos son mis aliados:

1. Ayurveda
2. *Oil pulling*
3. Suplementos nutricionales
4. Medicina funcional

Veámoslos…

Ayurveda, la «ciencia de la vida»

Es el sistema de sanación más antiguo del mundo, se remonta a unos 5.000 años de antigüedad. Y es la «medicina tradicional» de la India que tiene como objetivo la unificación de cuerpo-mente-espíritu.

Tal vez el principal divulgador de esta ciencia en Occidente es el doctor, y afamado autor, Deepak Chopra. En este capítulo te revelaré algunos de los hábitos ayurvédicos que me aplico y que le recomiendo a todo el mundo.

Particularmente, me gusta la filosofía del Ayurveda porque busca la causa raíz de los miles y miles de síntomas en el cuerpo. Es como si descifrara el lenguaje del cuerpo, el cual es un idioma en sí mismo. Pero casi nadie escucha el cuerpo y se desentiende de aprender su idioma. Todos prefieren acallar su voz y mensajes con píldoras y tratamientos superficiales, lo que es un error.

Enfocarse en silenciar el síntoma es como tratar de sanar la sombra de una persona enferma. El síntoma no es nunca el problema, aunque sea molesto, porque sólo es una proyección, una manifestación en la forma de un patrón energético disfuncional.

Yo siempre he sabido que mis dolores de cabeza no eran el problema, sino el síntoma de un problema mayor y original. Mi obsesión no ha sido mitigar el dolor sino tratar de averiguar las causas.

El Ayurveda me cautivó enseguida porque coincide con mi visión de la vida. Para esta ciencia hay cuatro objetivos legítimos:

1. Disfrute: felicidad, satisfacción y salud, evitar el sufrimiento
2. Prosperidad: abundancia, riqueza, resolver necesidades materiales
3. Carrera: reconocimiento, aportación, servir desde el talento y habilidades
4. Iluminación: transcendencia, espiritualidad, autoconocimiento del Yo real

¡Qué coincidencia! Son los cuatro temas en los que me he enfocado en mis libros. De eso mismo va toda mi vida. Yo soy Ayurveda.

Algunas personas, con prejuicios, me preguntaban cómo podía dar valor al mismo tiempo a la prosperidad y a la espiritualidad. Yo no veo que haya separación ni mucho menos conflicto. Tal vez porque sólo la mente fragmentada puede ver opuestos.

El Ayurveda me confirmó en mi enfoque de vida. Yo sabía de manera intuitiva que esos cuatro objetivos, compartidos con el Ayurveda, son la estrella Polar en mi vida. Y siempre tuve claro que los tres primeros están subordinados al cuarto o principal, que es el metaobjetivo de cualquier otro objetivo: la iluminación. A este tema le he dedicado uno de mis mejores libros: *El coach iluminado: Manual de iluminación low cost*.

Durante el año en que he escrito este libro que sostienes en las manos, he visitado cada dos meses a mi terapeuta de Ayurveda, quien me apoya con diferentes remedios ayurvédicos de la India. Algunos remedios ancestrales que vengo disfrutando con mucho provecho:

- *Masaje con aceite templado (Abhyanga):* Consiste en un masaje de cuerpo entero detoxificante con aceite de sésamo y hierbas medicinales. Ablanda las toxinas y permite que se desalojen del tracto digestivo. El aceite se prepara a medida en función de mis *doshas*. Es muy relajante y tonificante a la vez. Además del *Shirodhara*.

- *Irrigación nasal (Jalaneti):* Jarra de limpieza nasal *lota* que hace circular agua tibia de una fosa nasal a la otra. Aunque parece complicado o desagradable es muy simple y fácil de hacer en la ducha. Con ello se consigue prevenir infecciones respiratorias.

- *Limpieza de lengua:* Raspado de lengua diario. Al levantarme cada mañana raspo la lengua con un limpiador de lengua de cobre, para eliminar el ama o bacterias que se acumulan en la boca por la noche con el proceso digestivo. Con esta técnica elimino un 70% de las bacterias, el resto lo elimino con un enjuague (*oil pulling*) de aceite de coco poco antes de desayunar.

- *Enjuague bucal:* Después de cepillarme los dientes, en lugar de usar un colutorio convencional, tóxico por los ingredientes químicos que incluyen, utilizo agua de mar para el enjuague. El agua de mar contiene una cantidad de sal suficiente que hace imposible la proliferación de microbios en la boca. Desinfecta y sabe genial: ¡a mar!

- *Ejercicios respiratorios (Pranayama):* A primera de hora de la mañana, antes de mi sesión de yoga, hago ejercicios respiratorios que oxigenan mi cerebro, amplían mi claridad mental y equilibran las emociones y los hemisferios cerebrales. Inhalo por una fosa nasal y exhalo por la otra ayudándome de mis dedos para cerrarlas alternativamente. Es la respiración nasal alterna. Bastan cinco minutos por la mañana para aumentar el nivel de energía (*prana o chi*).

- *Hierbas medicinales (Medya rasayanas):* Hay muchas, la que tomo de forma continua es *Ashwagandha* en cápsulas. Es un adaptógeno (aplaca el estrés) y rejuvenecedor, refuerza y apoya la salud del cerebro, favorece la salud mental, la calma y la tranquilidad, amplía la capacidad mental. *Ashwagandha* ayuda a calmar la mente, reducir la inflamación, disminuir la presión arterial y potenciar las células inmunitarias. Cuenta con amplios efectos antiinflamatorios. Es un gran apoyo para enfrentar el estrés, ya que mejora la función adrenal. Es efectivo para equilibrar las hormonas del estrés, aliviar la ansiedad y aumentar la energía.

Uno de mis secretos para la salud vibrante y la juventud radiante es seguir todas estas rutinas ayurvédicas de forma regular. Cada dos meses visito mi centro de medicina ayurvédica, donde recibo instrucciones, en eso radica la medicina preventiva.

Soy fan del *Abhyanga*, la práctica más auténtica para el *antiaging*. Como te decía, consiste en un masaje sobre parte de los 107 puntos *marma* donde se cruzan líneas estructurales y energéticas muy sutiles. *Abhyanga* significa: 'untado en aceite'. Relaja el cuerpo y la mente. Es un masaje de cuerpo entero, untando el cuerpo con aceite personalizado, que ayuda a eliminar toxinas y activar la circulación. Combina movimientos, ritmos, intensidades, posturas, digitopresión... Su propósito es movilizar músculos, oxigenarlos, activar la circulación, estimular el sistema linfático y purificar el organismo.

La oleación es un remedio muy ayurvédico. Y el uso del aceite de coco, como loción corporal es especialmente eficaz en patologías dermatológicas. De ahí que tenga mucho sentido untarse el cuerpo con él, para la piel nada como el aceite de coco. Es muy indicado para patologías dermatológicas como hongos en la piel y uñas, manchas de la edad, acné, dermatitis, desinfección de heridas... Soy de los que creen que siempre hay que tener a mano un tubo de aloe vera y un tarro de aceite de coco, con ambos la salud de la piel está garantizada.

Usa el aceite de coco como loción corporal y conseguirás una piel lustrosa, rejuvenecida y protegida contra los rayos del sol. Puedes hacer una oleación de cuerpo entero en casa a diario. Yo lo hago en verano, porque puedo funcionar sin cubrirme con ropa. En invierno sólo me lo aplico en el rostro y cabello, durante una hora, cada día.

El resultado es espectacular: alisa, rejuvenece y hace brillar tu rostro y tu cabello. Previene la aparición de nuevas arrugas y canas, suaviza las manchas en la piel propias de la edad, y evita la flacidez… Es mi secreto número uno para el cuidado de la piel. Para mí es mucho más potente que cualquier cosmético que pueda usar nunca. Y es mucho más barato.

Como bronceador y también como protector solar no hay nada mejor que el aceite de coco natural.

Vamos al cabello. Aplícatelo con un suave masaje con las yemas de los dedos en todo el cuero cabelludo antes de la ducha y déjalo actuar al menos 20 minutos (ideal: una hora, como hago yo), después te duchas y te lavas bien la cabeza. Tu cabello embellecerá, crecerá más fuerte, retrasará las canas, calvicie, y caspa…

Cuida de tu piel y de tu cabello por igual.

El aceite de coco ha sido uno de mis grandes descubrimientos y lo considero básico en mi vida. Es mi aliado *antiaging* número uno. Y a la vez forma parte de mi alimentación.

Oil pulling

Permíteme que te revele una aplicación del aceite de coco que forma parte de mis ritos de salud vibrante y juventud radiante. Me refiero al enjuague (*oil pulling*) para desintoxicar la cavidad bucal. Su divulgador en Occidente es el Dr. Bruce Fife.

Es la terapia número uno para sanar las encías y muchas enfermedades. Además contribuye a tener una dentadura más blanca, encías más sonrosadas y firmes. A pesar de conocerse por *oil pulling*, es una terapia ayurvédica milenaria, llamada «gárgaras con aceite». Mi dentista siempre se sorprende por el estado de mis encías, a pesar de que le cuento mi secreto, parece no darle mucha importancia.

Por asombroso que parezca, hay una relación directa entre la salud de la boca y la del resto del cuerpo. De ahí la importancia del *oil pulling*.

Las gárgaras con aceite de coco purifican la boca y protegen la salud de todo el cuerpo. Esto significa que mejorando la salud bucal, muchas enfermedades crónicas remiten. Si te preguntas si te conviene hacer *oil pulling*, te diré que sí, sin duda. Estés sano o enfermo. No voy a aburrirte con la larga lista de síntomas y enfermedades que mejoran o revierten con esta sencilla terapia (unas treinta enfermedades sistémicas), pero te aseguro que es algo que debería hacer todo el mundo, esté enfermo o sano.

¿Es imprescindible usar aceite de coco? No, no lo es. De hecho en la India suelen usar más el aceite de sésamo ya que hacen un uso muy intensivo de él, vale incluso el aceite de oliva. Pero, sin duda, recomiendo el aceite de coco por su sabor y por el potente efecto bactericida que es propio del coco.

La clave del remedio está en la viscosidad de los aceites que atrapa a los microorganismos como si fuera una cola de pegar.

Como puedes imaginar, la boca es un ecosistema donde proliferan millones de microbios, no quiero ser desagradable, pero es lo más parecido a un museo vivo de microorganismos. Hay más bacterias en una boca que personas en este planeta.

Y si crees que eso no afecta a tu salud estás muy equivocado. El enjuague con aceite absorbe las bacterias de la boca y las expulsa al escupirlo. Ni te imaginas cómo estás aliviando el esfuerzo que hace tu sistema inmunológico, sólo con eso ya le estás haciendo la mitad del trabajo. Liberado del esfuerzo, el sistema inmunitario puede enfocarse en otras amenazas.

Entiende que durante la noche no salivas y eso hace que se multipliquen los microorganismos en la boca, cuando te levantas, el ecosistema bucal es una auténtica jungla de microorganismos en busca de azúcares con los que desayunar. Por eso el raspado de lengua es imprescindible (aunque el enjuague con aceite de coco es aún más efectivo). Combínalos.

¿Cómo hacer *oil pulling*? Es muy sencillo, toma una cucharada sopera de aceite de coco en la boca, y con la boca bien cerrada, muévelo enérgicamente dentro de la boca por unos 20 minutos. Después lo expulsas y te enjuagas la boca con agua. Una vez al día basta (mejor un par de veces al día). Ideal a primera hora de la mañana antes de desayunar. Sí, precisamente por lo que estás pensando: para no tragarte tus propias bacterias con el bolo alimenticio del desayuno.

Si te preguntas cuánto tiempo practicar *oil pulling*: todos los día de tu vida.

Yo lo hago mientras preparo mi desayuno en la cocina. Es mi hábito ayurvédico y a nadie le extraña en casa. Conocen mi intensa relación con el aceite de coco.

Ten en cuenta que el aceite de coco se licúa por encima de los 24 ºC, eso permite tenerlo líquido en los meses de verano en Europa, pero en invierno la temperatura de casa está a un promedio de 20 ºC y se solidifica. Mi pequeño truco para mantenerlo siempre líquido es colocarlo toda la noche sobre un posavasos eléctrico (calientatazas), que puedes conseguir en Internet por unos dólares. Eso mantiene el aceite líquido y listo para que en la mañana pueda usarlo.

Adivina si el *oil pulling* puede ayudar con el problema de las jaquecas… resulta que sí. Es así como yo llegué a esta terapia y la sumé a mis hábitos diarios. Leí numerosos testimonios de personas afectadas por cefaleas que se deshicieron de ellas gracias a esta sencilla terapia de desintoxicación. No es un remedio pero es una ayuda.

Si éste no es tu problema, ten en cuenta que sus virtudes van más allá de la migraña. Pero también quiero dejar claro que no sirve para todo ni tampoco se trata de un remedio. Se trata de prevención. Lo bueno es que enseguida se notan sus efectos. En un par de meses puedes conseguir muy buenos resultados. Para profundizar en este tema lee el libro *Oil Pulling* del Dr. Fife, que recomiendo en la bibliografía.

Suplementos nutricionales

Sigamos con los aliados… ¿Te has preguntado alguna vez si es necesaria la suplementación?

Suplementar es ayudar al organismo con los nutrientes que necesita para que rinda al 100%.

Los detractores de la suplementación argumentan que es un fenómeno nuevo y que la humanidad no se ha suplementado antes… pero es que el mundo, y lo que hoy se come ha cambiado mucho. Tal vez entonces no hacía falta suplementarse porque no existían los transgénicos, la contaminación, los tóxicos, los aditivos, los ultraprocesados…

Entonces, todos los alimentos, agricultura y ganadería, eran bio. Pero ese mundo desapareció. Y resulta que si queremos acceder a los nutrientes esenciales que antaño disfrutábamos de forma natural, me temo que tendremos que complementar una buena alimentación con algunos suplementos.

Hecho comprobado: hoy el suelo agrícola es pobre en nutrientes por la superproducción y por su intoxicación con químicos. Las técnicas agrícolas modernas están esquilmando y arruinado el potencial nutritivo del suelo agrícola.

Hay estudios que sostienen que la suplementación puede ser contraproducente, pero quiero dejar claro y bien pronto que hay muchas suplementaciones: de alta calidad y de mala calidad, inútiles y útiles, veraces y engañosas, caras y asequibles, de investigación o de formulación... Como en todo hay que elegir bien.

Yo mismo di muchos tumbos al respecto de la suplementación. Probé muchas marcas y productos hasta que di con la marca en la que confío plenamente (más información en www.cumplir40alos60.com). Compraba diferentes marcas según encontraba disponibles en las tiendas de salud alternativa. Esta política, ir dando tumbos, me salió muy mal algunas veces. Determinados suplementos incluían ingredientes de dudoso beneficio, otras veces no notaba ninguna mejora.

Podría poner ejemplos de marcas de salud que aún utilizan edulcorantes sintéticos como la sucralosa, elementos irritantes, colorantes dudosos, o incluso gluten en sus preparados (me parece increíble tanta imprudencia).

Estaba muy decepcionado con una parte de la industria de los nutricionales que parecía buscar lo mismo que la industria convencional: su beneficio a costa del perjuicio del consumidor. Sí, estaba decepcionado. Molesto.

Hasta que después de buscar y buscar, encontré una marca de alto nivel, con garantías, con un equipo de investigación propio, con valores y humanidad detrás... Comprar la gama completa de una única marca simplificó el trabajo molesto de buscar, probar y validar suplementos.

Pero llegar a una marca de suplementación fiable no fue sencillo y el camino fue largo y tedioso. Hoy he simplificado mi suministro, y sobre todo sé lo que tomo, además de la ventaja que supone recibirlo cada mes en mi casa.

Cuando elijas tus suplementos evita las marcas baratas, acientíficas, de baja biodisponibilidad. La biodisponibilidad es la cantidad de un elemento que es absorbido y aprovechado por el organismo. Ten en cuenta que una buena parte de los suplementos y medicamentos se elimina por la orina (por su baja biodisponibilidad) y se tiran por el retrete. Por ello las dosis duplican lo requerido debido a que saben que más de la mitad se desperdiciará.

Es mejor invertir en calidad que tomar cualquier cosa. Lee bien las fórmulas, rechaza suplementos con edulcorantes en sus fórmulas. Elige lo biológico.

Por lo que yo sé, no hay una edad adecuada para empezar con la suplementación. Mi hijo toma suplementos básicos desde los pocos años (minerales, vitaminas, probióticos, omega-3). Yo empecé tarde, alrededor de los treinta años, porque en aquel entonces no había tantas opciones como ahora. Pero si alguien ronda los cincuenta, que es la edad en la que el estado de salud empieza a declinar, creo que es obligado que comience a suplementarse. La razón: porque su organismo está dejando de elaborar nutrientes básicos para una salud vibrante.

Una de las mejores cosas que podemos hacer es restaurar nuestro tubo digestivo de la permeabilidad y ello es posible con suplementos de calidad. El trabajo debe empezar con una nueva forma de alimentarse y a la vez suplementando; por ejemplo, para revertir el síndrome del intestino permeable (y otras condiciones negativas del aparato digestivo).

Si los alimentos que tomamos estuvieran en condiciones de aportarnos todos los nutrientes que necesitamos y el suelo donde se cultivan los vegetales no estuviera esquilmado de nutrientes debido a la agricultura intensiva, y si además no se añadieran tóxicos (pesticidas, biocidas, glifosfato), sembraran transgénicos, fumigaran con químicos de toda clase, etc., entonces no haría falta la suplementación. Pero, por desgracia, nadie sabe qué come y la industria alimentaria no está por la labor de cuidar del consumidor sino de sacarle todo el dinero que pueda.

El objetivo al suplementar es diverso: potenciar el sistema inmune, reducir la inflamación, desintoxicar las células, combatir las infecciones, anular los radicales libres, restaurar la microbiota, sanar el tubo digestivo (especialmente la permeabilidad intestinal)…

En cualquier estrategia de suplementación deberían figurar:

- multivitamínicos
- multiminerales
- antioxidantes
- probióticos

Son los básicos. Pero como yo soy un fan de los suplementos, añado algunos más.

Mis preferidos en la suplementación:

Serotonina: Es el neurotransmisor que modula entre otras muchas cosas el estado de ánimo (antidepresivo natural). La salud del intestino depende, entre otras cosas, del nivel de serotonina. Es allí donde se crea el 95% de la serotonina. Y un tubo digestivo en mal estado no puede producir la suficiente. ¿Qué ocurre entonces?: depresión, ansiedad, niebla mental, pesimismo, desgana, insomnio… Y ¿cómo elevar la serotonina?, suplementándola con el precursor triptófano –un aminoácido esencial–. Cuando hay un nivel insuficiente de los neurotransmisores, como la serotonina, se producen disfunciones como el síndrome del intestino irritable. Por todo ello tomar triptófano como precursor de la serotonina ayuda a mejorar la salud intestinal.

Probióticos: Son un arsenal de bacterias beneficiosas que habitan en el sistema digestivo, la microbiota. Son tan relevantes que pueden considerarse como un «órgano» más del cuerpo humano. Los alimentos fermentados los contienen y por ello se recomienda incluirlos en las dietas. No hay que tomarlos de forma continua, pero sí intermitentemente, pues una vez se han plantado en el ecosistema intestinal van proliferando. Conviene ingerirlos tras tomar una tanda de antibióticos y durante épocas de estrés para compensar el devastador efecto que provocan.

L-Glutamina: Es un aminoácido que restaura las células del intestino, la pared intestinal, sólo por esta razón debe estar presente en toda suplementación. Si no sanamos la pared intestinal, el sistema inmunitario no puede apoyarse con efectividad. Antes que nada hay que corregir el estado del tubo digestivo. Pero, además, son una fuente de energía para el sistema inmunitario. En resumen, los estudios clínicos apoyan la glutamina en la dieta como suplemento crucial para mantener la normalidad del tracto gastrointestinal, incluyendo el hígado y el páncreas.

Vitamina C: Antioxidante que le va bien a todos los procesos del cuerpo. Es tu aliado número uno para combatir los radicales libres. Para conseguir una juventud radiante la vitamina C es esencial ya que interviene en la síntesis del colágeno (la proteína de la juventud). Imprescindible como antioxidante.

para rendir más». Y respetar las horas mínimas de descanso. El sueño es un aliado, no un enemigo. Dormir es de inteligentes, es la antesala del éxito; y sólo los que van en contra de sí mismos se saltan esta regla de sentido común.

A las personas hiperactivas les tengo una buena noticia: cuando duermes no estás inactivo, además de reparar tu cuerpo, tu cerebro procesa información y la reordena. El sueño fija en la memoria lo aprendido en la víspera y busca soluciones creativas a lo no resuelto aparte el día siguiente. ¿Te parece poco?

Dormir no es no hacer nada, de hecho, posibilita que puedas hacer todo lo que haces cuando estás despierto.

Ahora se sabe también que dormir limpia de toxinas las células del cerebro. ¿Quién puede prescindir de ese «lavado», «secado» y «abrillantado» del cerebro?

No quiero asustarte pero la falta de sueño se vincula a graves problemas:

- obesidad
- diabetes
- Alzheimer
- cardiopatías

Dormir poco es hacerse trampas en el solitario (juego de naipes).

Cuando no duermes ni siete, ni seis, ni cinco horas…, se debilita el sistema inmunitario y aumenta el riego de muerte por un montón de causas que prefiero no mencionar. De hecho, aceleras el proceso de envejecimiento.

Lo que más me sorprendió fue descubrir que dormir poco aumenta un 73% las posibilidades de tener sobrepeso. Y que la dieta de un diabético ha de cuidarse tanto como las horas de sueño. Menos sueño, más peso, más diabetes.

Mi mejor pauta en este tema es: acostarse temprano (sobre las 10 de la noche) y levantarse temprano (a las 6 de la mañana o un poco antes). Eso acompasará tu ritmo biológico con los ritmos circadianos (de 24 horas) del planeta. Descansarás en las horas más adecuadas (y gastarás menos en electricidad).

Yo no duermo poco, me acuesto y levanto temprano, que es diferente. Cuando digo que me levanto a las 5 o las 6 de la mañana, la gente siempre

Q10: Coenzima antioxidante que convierte los alimentos en energía, además de proteger las células. Y ya sabes que toda enfermedad empieza en las células. Su acción antioxidante protege las células de los efectos de los radicales libres (responsables del envejecimiento). Contribuye a prevenir el envejecimiento prematuro y el desarrollo de enfermedades degenerativas, aunque su principal ventaja es proporcionar energía a las células. Imprescindible para empoderar las células.

Vitamina D: La mayoría de personas tienen carencia de vitamina D. Es imprescindible para el sistema inmunitario y la salud intestinal (que van de la mano). Se obtiene de la exposición al sol, del pescado azul y otras fuentes. El sol es con mucho el mejor suministro de vitamina D. Si vas a tomar el sol, que no sea en las horas centrales del día (de 10 a las 16 horas). En mi caso, tengo la suerte de vivir en la costa española, y me regalo un mínimo de 20 minutos al día de sol, cada día del año. Aun así, suplemento con una dosis diaria necesaria de vitamina D.

Omega-3: Ácidos grasos imprescindibles para la función cerebral, reducir la inflamación y contrarrestar los omega-6. Los omega-3 ayudan a combatir enfermedades cardiovasculares y aumentan la flexibilidad de las paredes arteriales, previniendo la hipertensión. Además reparan la pared intestinal. La principal fuente de ácidos grasos omega-3 es el pescado azul: el salmón, la sardina, el atún, la caballa, la trucha; y también el marisco. Si hay carencia de nutrientes con omega, mejor tomar una perla con cada comida. El omega-3 es una grasa imprescindible para el cerebro (compuesto a su vez en un 60% de grasa). Imagina lo que supone privarle de ella.

Colágeno: Es básico para la piel, huesos, cabello, tejidos conectivos. Mejora el aspecto de la piel, retrasando la aparición de arrugas y fortaleciendo huesos, ligamentos y tendones. Posee un efecto antioxidante con lo que retrasa el envejecimiento prematuro de las células. Es imprescindible para la formación de colágeno, que mantiene piel, huesos y dientes sanos. El colágeno es la proteína que sostiene los tejidos y que, a medida que se deja de generar con la edad, aparecen las arrugas. También es indispensable para reparar tu pared intestinal. El colágeno es una proteína que el cuerpo produce de forma natural, pero con el pasar de los años su producción va a menos; por ello, es preciso consumir alimentos que lo contienen: huesos, cartílagos, tendones y piel de animales. Se puede conseguir en polvo para mezclar con cualquier líquido y hacer gelatina en casa. Es muy sencillo, sabroso y nutritivo. Es un modo de reparar el intestino y uno de mis secretos *antiaging* preferidos. Cada día tomo colágeno, en píldoras, y en forma de gelatina (colágeno cocinado).

Si eres migrañoso, dispones de suplementos indicados para prevenir (no aliviar) el dolor de cabeza.
Suplementos preventivos:

- Vitamina B2 o riboflavina
- Magnesio
- Coenzima Q10
- 5-HTP

El suplemento dietético 5-HTP (5-hidroxitriptófano, también llamado oxitriptan) aumenta los niveles de serotonina y reduce la obesidad, el insomnio, la migraña y la ansiedad. Es un aminoácido transmisor que aumenta el nivel de serotonina al llegar al cerebro. Se puede tomar sin receta médica, y es ideal para síntomas asociados con bajos niveles de serotonina. Genial para los migrañosos y un subidón en el estado de ánimo para cualquiera.

Del mismo modo en que me oirás hablar muy bien de suplementos de calidad, también te diré que es necesario hacer descansos de la suplementación y que en ningún caso se trata de atiborrarse de vitaminas y minerales por varias razones y un exceso es tan perjudicial como un defecto. Como es imposible saber las cantidades que cada persona necesita y las que absorbe, es recomendable ser prudente.

Casi puedo oír lo que estás pensando: ¡Eso debe suponer bastante dinero cada mes! Y es cierto, tomar suplementos nutricionales es un presupuesto, pero reflexiona… ¿qué es prioritario para ti? Exacto: vivir una vida saludable, y ese objetivo requiere una inversión en suplementación de calidad.

Si deseas conocer una buena línea de suplementación visita www.cumplir40alos60.com o contáctame por email y te informo de la gama de suplementos de calidad que vengo usando en los últimos años y que ha marcado una diferencia.

Medicina Funcional

En mi viaje de regreso a la salud completa, conté con más aliados, una doctora en Medicina Funcional (MF, y ahora te cuento qué es) que orquestó mi proceso de sanación del sistema digestivo, y que dirigió mi suplementación. Ella me iba indicando qué suplementos debía incluir para restaurar mi sistema digestivo deteriorado por mi anterior alimentación.

La Medicina Funcional es preventiva y en su foco está una buena alimentación y suplementación para complementar. ¿Qué es la Medicina Funcional? Permíteme que la introduzca en los próximos párrafos.

La Medicina Funcional tiene como objetivo devolver el equilibrio al organismo. Contempla al cuerpo como un todo integrado, no una suma de partes que hay que tratar separadamente. Considera la alimentación como una medicina en sí misma, y la primera a la que hay que recurrir ante una enfermedad. Es una medicina integrativa. No se centra en resolver síntomas, sino en resolver causas, y sobre todo en la prevención. No asume que la vejez y los genes son la causa del malestar, sino que procura el bienestar incluso en edades avanzadas porque ésa es la naturaleza del cuerpo: salud y bienestar vibrantes.

La nutrición que defiende la MF son los alimentos reales, no procesados (comida de laboratorio que llena los anaqueles de los supermercados), no de restaurantes de comida rápida.

La MF se centra muy especialmente en la sanación del aparato digestivo. Trata el tubo digestivo en cuatro etapas: rechazar, restaurar, reinocular y reparar. Esta medicina está centrada en la salud intestinal al considerarla la causa de la salud integral.

La MF ha detectado que la causa de muchas enfermedades crónicas, y que la medicina convencional tacha de incurables, son consecuencia de la inflamación, la mala salud intestinal, las toxinas, el estrés y la sensibilidad a algunos alimentos. Cuando alguna de estas variables rebasa el límite de lo aceptable, los síntomas se manifiestan de forma más o menos aguda.

Conozco algunos doctores de MF con los que me gusta tratar. En cierta ocasión, estando de viaje por Colombia, debido a un sobreesfuerzo me resentí de las lumbares, el dolor afectó mi normal movilidad. Es una inflamación que tarda días en remitir. El problema es que al día siguiente debía subir a un escenario y ofrecer un entrenamiento de cinco horas. ¿Imaginas mi estrés?

La organización del evento me llevó a una clínica de MF y en un par de horas lo resolvieron con diferentes tipos de terapia. Al día siguiente brincaba en el escenario como si nada hubiera pasado. Ya ves, nada de analgésicos, nada de químicos, nada de terapias de recuperación lenta…: rápido y efectivo.

Según la MF, el cuerpo siempre avisa de las agresiones que sufre y lo hace de un modo poco agradable: con inflamación. Esto debería encender todas las señales de alarma ya que un primer estado autoinmune expone al cuerpo a un segundo trastorno del sistema inmunitario. Una cosa lleva a la otra. Y se acaba expuesto a diversos trastornos autoinmunes.

En mi caso, la inflamación era moderada debido a una dieta parcialmente inadecuada, y que el cuerpo aún podía tolerar, aunque a costa de síntomas nada agradables. Si en ese punto no hubiera reaccionado, y cambiado mi dieta, podría haber acabado con una enfermedad autoinmune grave, y desde ésta a otras. Una de ellas prepara el terreno a otras.

La inflamación es un recurso del propio organismo para afrontar las infecciones y eliminar los tóxicos. Hasta ahí bien, pero cuando se vuelve crónica o sistémica, crea problemas. Y se puede llegar a esta condición a través de muchos caminos: por una mala alimentación, por ejercicio físico extremo, por estrés continuado, y otras muchas causas.

Todo lo que comes o te inflama o te desinflama. Si das prioridad absoluta a lo segundo, tu salud irá bien.

Lo seguro es que comer mucho agota el organismo, lo intoxica y acorta la vida. Y comer lo justo y necesario la alarga.

Disponer de comida abundante en cualquier momento y lugar, y la dependencia emocional de la comida, así como comer hasta ultrasaciarse… son fenómenos relativamente modernos. Por otro lado, el hambre de ciertas emociones conduce a comer en exceso, e incorrectamente, en busca de sensaciones y placer.

Sana la causa, no camufles los efectos.

• *ANTIAGING:* UNA NUEVA ESPERANZA •

Este libro se titula *Cumplir 40 a los 60* porque supone un cambio tan importante en la alimentación y estilo de vida que te permite resetear tu actual condición y conducirla al momento cero. La idea es permitir a tu organismo hacer lo que sabe hacer muy bien: mantenerte sano, radiante, con energía. Y para que pueda hacerlo basta con dejar de interferir con hábitos contraproducentes.

Mi filosofía no es maquillar los signos de envejecimiento, ocultarlos, sino revertirlos al liberar la inteligencia evolutiva que hay en cada uno de nosotros. Para ello basta diseñar un estilo de vida que no envejezca prematuramente.

En mi profesión, se te perdona todo salvo que se te vea deslucido. En mi caso, cuidar mi salud para poder transmitir energía positiva, y cuidar de mi aspecto, no sólo es una elección, sino una obligación profesional. Trabajo de cara al público, soy muy visible (subo a los escenarios, tengo miles de seguidores en las redes sociales), y en mi profesión ser coherente con el mensaje que entrego lo es todo.

Ya conoces la regla: no lo digas, muéstralo. Así que me toca cuidar de mi salud y aspecto.

Es algo que no me cuesta. He sido deportista, nunca he tenido sobrepeso, y con veintipocos años ya utilizaba productos de cosmética. Mi baño desde siempre ha reunido una buena colección de cremas *antiaging*.

Y yo he cultivado muchas de las costumbres saludables que aún hoy mantengo: actitud positiva, respetar las horas de descanso, nada de alcohol. De lo único que me arrepiento en mi vida es de haber fumado de los 15 a los 30 años. Si ése es aún tu hábito, déjalo cuanto antes, nada envejece más y perjudica tanto la salud.

Al principio los usaba sin ningún criterio, después afiné en mis elecciones. Con los años me hice más exigente en aquello que ponía sobre mi piel. Ya no creía las promesas que las campañas de marketing anunciaban y me decanté por productos de origen biológico.

Hoy sólo uso la gama de productos de una firma que no contiene elementos químicos perjudiciales, y que incorpora una tecnología antiedad espectacular. Créeme que vale la pena ser muy exigente en esto. (Más en www.cumplir40alos60.com).

Me gusta apoyar el proceso natural de renovación de mi piel. Minimizar los signos del envejecimiento, matizar arrugas, combatir la sequedad y el exceso de grasa, retrasar la pérdida de elasticidad, borrar las manchas, así como protegerme de daños por la exposición solar acumulada.

Éstos son mis básicos de uso diario, mañana y noche:

- *Limpiadora:* elimina la suciedad acumulada durante el día, especialmente muy necesaria en la noche.
- *Toner:* prepara la piel para la rutina diaria de cuidados, en concreto equilibra el ph de la piel.
- *Hidratante de día y de noche:* dos serums diferentes, no grasos, y de fácil absorción que hidratan la piel, tanto al inicio del día como al final, dos momentos clave para el cuidado de la piel.
- *Contorno de ojos:* serum para la zona sensible de ojeras y patas de gallo, para eliminar bolsas y los efectos envejecimiento de la piel en esa zona.
- *Loción protectora de día:* con un factor de protección UVA/UVB del 20-30% para evitar el envejecimiento de la piel por la exposición al sol. Adecuada para los meses de más exposición como son los de primavera y verano.
- *Crema de cuerpo a base de coco:* hidratarse el cuerpo con coco.

Si te extraña oír a un hombre hablar de todo esto, revisa tus prejuicios.

Cuidar el aspecto, no como una obsesión, no desde el ego, sino desde el respeto a los demás con quienes nos relacionamos, es un deber. Abandonarse es una falta de respeto hacia uno mismo y hacia los demás, qué importa si eres hombre o mujer. ¿Quién no desea un aspecto radiante? Yo me apunto, y tú también, de otro modo no tendrías este libro entre tus manos.

La piel es el órgano más grande de nuestro cuerpo y el que está más expuesto al exterior. Necesita ser cuidado, a diario, no es una cuestión de presumir. Como tiene sed, debe hidratarse por fuera y por dentro.

La moda de la sobrehidratación

Quiero llamar la atención sobre la campaña de marketing al que nos somete la industria de venta de agua mineral (suele ser agua del grifo filtrada pero a precio de oro).

Es ridículo que la gente vaya a todos lados con la botellita de agua en la mano. La deshidratación es infrecuente. Y adivina quién se está haciendo de oro con el miedo a deshidratarse.

Sí, te recomiendo beber... pero no esos dos o tres litros diarios que anuncian y que incluso son desaconsejables (y arruinan tus digestiones).

Deportistas: cuidado, muere más gente por beber demasiada agua que por beber demasiado poca. Hay estadísticas y estudios al respecto.

Y por amor de Dios, descarta esas bebidas isotónicas de colorines para deportistas. La mejor bebida isotónica es el agua de coco: biológica, incolora, natural y libre de porquerías añadidas. En serio, todas esas bebidas son un invento para sacar el dinero a la gente incauta. ¿Crees que en el Paleolítico consumían esas bebidas? ¿O que iban a todas partes con la botellita en la mano? ¡Por Dios! Pronto iremos con un gotero inyectado en el brazo a todas partes... Volvamos a la medida de la sensatez.

En mi caso, cuando empieza un dolor de cabeza, beber agua es el primer remedio que me aplico. Si ese remedio falla, espero quince minutos al menos, siempre hay tiempo de aplicar otros. Pero ¿por qué no probar con algo tan sencillo e inocuo como un vaso de agua?

Muchas veces, las jaquecas son apenas un síntoma de sed. El cuerpo puede pedir agua con sed y/o con dolor de cabeza. La falta de agua tiene síntomas inequívocos, además de la sed, como el dolor de cabeza, la fatiga y la falta de fuerzas. En ocasiones, me despierto a media noche con una leve molestia que no es ni cefalea hípnica. Entonces me tomo un vaso de agua y desaparece. He resuelto la «cefalea hípnica» o nocturna con solo tomar una manzana después de cenar.

Pero en general, no te impongas cantidades a beber cada día (el mito de los ocho vasos al día o los dos litros). Y consume agua de calidad, mejor la filtrada por un aparato de ósmosis inversa (invierte en un buen equipo para tu casa); porque la mayor parte de agua mineral que compras embotellada es de mala calidad, y además viene envasada en plástico.

Objetivo *antiaging*

Volviendo al cuidado de la piel, has de saber que cuando reduzcas el nivel de estrés, tu piel lo reflejará enseguida, en los siguientes siete días. Obtendrás un nuevo brillo y finura. Un rostro relajado es un rostro radiante.

Menos estrés, más salud, juventud y belleza.

Parece increíble que la mente, y el estado emocional, estén vinculados tan estrechamente con el cuerpo, pero así es. Lee al médico Deepak Chopra, quien aboga por la medicina mente-cuerpo.

El aspecto que ofrece nuestro cuerpo sí es importante, no ya por estética, sino porque refleja el estado de salud interno. Un aspecto radiante es fruto de un estado de salud vibrante. Por el semblante, en la mayoría de los casos, se puede saber si en la salud las cosas van bien o no. El cuerpo transmite siempre señales que se pueden interpretar y que se manifiestan mucho antes que la enfermedad.

El objetivo *antiaging* es:

- Peso adecuado
- Figura esbelta, músculos tonificados
- Flexibilidad y funcionalidad
- Piel sana y radiante

La salud vibrante te convierte en un ser radiante. Y me refiero a la belleza que transciende los rasgos físicos que vienen con uno de nacimiento. Es una extraña belleza que uno irradia desde la serenidad y la salud. Se puede sacar mucho partido a la serenidad, la paz interior y la reducción de estrés. La mirada lo refleja enseguida, y créeme, de ella depende un 20% de la belleza.

Ten esto en cuenta: la salud de la piel refleja la salud del cuerpo. Ahora ve y mírate al espejo.

Cuando eliminas los alimentos inadecuados el peso se regulariza por sí mismo, sin contar calorías, sin esfuerzo, sin pasar hambre. Como decía antes, se trata de dejar hacer a la naturaleza lo que sabe hacer y que es nada más y nada menos que mantenerte sano y lleno de energía.

No se trata de comer menos, sino de comer correctamente.

El peso no se ajusta en el gimnasio, sino con la cesta de la compra, en la cocina y en la mesa. Ya sabes qué opino de los gimnasios.

Si ves por la calle a un mayor que apenas puede andar, no creas que es normal, que es la edad, que son sus genes…, es la consecuencia de una mala alimentación y la falta de ejercicio.

Creo que todos deberíamos llegar a la vejez dignamente y valiéndonos por nosotros mismos. Es un acto de amor para la familia: no ser una carga para ellos. Por eso el ejercicio no debería ser competitivo, sino funcional; es decir, útil para poder hacer cosas necesarias como: andar, correr, saltar, trepar, nadar, etc. Y todo ello sin que importe la edad.

Si te parece razonable lo que has leído, experiméntalo, haz una prueba, no me creas a mí, créete a ti. Y después, llama a tus amigos y diles que tienes una buena nueva que anunciarles, recomiéndales este libro, porque les va a cambiar la vida.

Mientras descansamos el cuerpo se repara

Para reparar tu organismo, piel incluida, no hay nada mejor que dormir y descansar. Ahora quisiera que te formularas estas tres preguntas:

1. ¿Descanso lo suficiente?
2. ¿Me levanto con energía?
3. ¿Siento deseos de empezar mi jornada?

Si has respondido con un «no» a alguna de estas preguntas, déjame que te explique la transcendencia de descansar para no envejecer prematuramente. Lamento saber que estás en ese 40% de la población que duerme menos de siete horas y que, por lo tanto, no está dándose el tiempo para reparar el desgaste de la víspera.

Hay un mito, no verificado, que dice que cada uno debe dormir lo que necesita, o sea lo que le da la gana. Es falso que cada uno necesita unas horas de sueño y que no hay que ponerse mínimos. La Fundación Nacional del Sueño de Estados Unidos determinó las horquillas de las horas precisas:

- bebés: 12-15 horas
- niños: 10-13 horas
- adolescentes: 8-10 horas
- jóvenes: 7-9 horas
- adultos: 7-9 horas
- ancianos: 7-8 horas

Si eres de los que dicen: «yo necesito menos», vas corto de sueño, seguro que necesitas más. Dormir es una de las cosas más importantes que hacemos cada día. Es el turno de mantenimiento del cerebro.

Para los kabalistas es incluso más: es tiempo de volver a la realidad espiritual y pagar las deudas kármicas del día a través de los sueños nocturnos. Para ellos es además una reparación espiritual.

También corre la leyenda urbana que «dormir poco es el hábito de los ganadores» que aprovechan (exprimen) el día. Algunos asocian tener éxito con agotarse a trabajar durante las horas que corresponden al descanso. Se alaba a quien presume de dormir poco hasta el agotamiento en pos de sus objetivos. Gran error.

No puedo entender a quienes alardean de tener una agenda a reventar. Eso no es éxito, no es estatus, es una lástima. Da pena. El éxito también es ser abundante en tiempo libre, no en obligaciones.

Me da la impresión de que presumen de tener mucho trabajo para dar la imagen de que son imprescindibles. Eso es un ego inflado. Para los que buscan nada más que la riqueza, les diré que trabajar tanto les impide hacerse ricos. Las personas abundantes hacen menos y consiguen más.

Deberíamos cambiar este nefasto mensaje de «contentar a todos es imprescindible para conseguir más» por el de «dormir es imprescindible

piensa que trasnocho como ellos, pero no hago eso, cumplo con las 7/8 horas de sueño.

Lo del horario depende de si eres una alondra o una lechuza. Me explico, para aplicarte uno de esos cronotipos (alondra o lechuza), antes tienes que ser consciente de cuándo rindes más, si de día o de noche. Si lo tuyo es trabajar de día, eres una alondra. Si obtienes máximo rendimiento de noche, eres una lechuza.

Yo soy una alondra, con lo cual estoy de suerte pues puedo aplicarme el horario ayurvédico ideal (que es el del sol). En mi caso, cumplo con el horario natural de descanso y respeto mis horas de mayor rendimiento, que son las de la mañana.

El mejor horario para descansar y dormir es desde la puesta del sol hasta el alba, y tener en cuenta que las horas obligadas (innegociables) de sueño son de diez de la noche a las dos de la madrugada, es lo que se conoce como el *golden time* o «tiempo de oro» (de 10 de la noche a las 2 de la madrugada).

Es de suma importancia dormir entre estas horas –que es el período de tiempo de máxima regeneración y, por tanto, de rejuvenecimiento–. Ya sabes que mientras duermes, rejuveneces. Es la hora de la reparación de los tejidos y las arterias. Y también de la desintoxicación de las células del cerebro.

Para dormir hay que apagar dos interruptores: primero, el de la luz del dormitorio; segundo, el de la mente.

En la cama, no empieces con el consabido: «tengo que dormir, ahora, ya». Cuanto más te gritas, menos te permites quedarte dormido. Cuando te presionas para dormir te cuesta más dormirte. ¿Cómo vas a dormirte si estás enfadado contigo? Es estresante. Te provocas insomnio ¡al obligarte a dormir! No puedes relajarte si al mismo tiempo te estresas.

El secreto para sacudirte de encima las preocupaciones cuando te acuestes es hacer lo siguiente: cuando te desnudes, mira tu ropa pensando que son tus preocupaciones, quítatelas de encima, déjalas en una silla, deshazte de toda esa cháchara mental. Haz un vaciado de mente. Y descuida, que mañana estarán de nuevo ahí esperándote, no temas, nadie se llevará tus preocupaciones, son tuyas.

Como estoy seguro de que a estas alturas del capítulo esperas algunas pautas para mejorar la cantidad y la calidad del sueño, ahí van algunas:

- Acostarse y levantarse a la mismas horas, incluso en fin de semana y vacaciones.
- Acostarse temprano y levantarse temprano.
- Dormir entre las 10 de la noche y las 6 de la mañana.
- Siete horas de sueño es el mínimo saludable.
- Eliminar los campos electromagnéticos de la alcoba (despertador eléctrico, móviles, TV, equipos de sonido, etc.).
- Crear una atmósfera de oscuridad absoluta.
- Temperatura fresca y ventilación de aire exterior.
- Cenar ligero.
- Acostarse con la digestión hecha.
- Reducir la exposición a la luz azul de ordenadores y TV una hora antes de acostarse.
- Evitar la cafeína después de las cuatro de la tarde.
- No discutir en la alcoba.
- No consultarle nada a la almohada.

Sé de primera mano lo mucho que afecta la alimentación, en especial la cena, en la calidad del sueño. Revisa la cantidad de comida de tus cenas y también los alimentos que incluye. Por ejemplo, tomar alimentos con alta vibración, o de digestión compleja, perjudica el descanso de noche. Es mejor optar por ensaladas y sopas. La cena no debería ser la comida principal del día como ocurre en muchos hogares.

Te pondré un ejemplo de cómo lo que se come determina lo que se duerme: soy un aficionado a los arándanos (bajo índice de glucemia, muchos antioxidantes) y los tomaba a diario en el desayuno y también en la cena, y además en una cantidad generosa. Eso alteró mi sueño ya que me produjo una aceleración del metabolismo. No supe a qué se debía hasta que averigüé que los arándanos contienen dopamina y que ésta excitaba y aceleraba mi ritmo cardíaco hasta lograr despertarme a las cuatro o cinco de la madrugada sin poderme dormir después.

La dopamina es un tipo de neurotransmisor que transporta los impulsos nerviosos a través del cerebro. Y mi cena lo estaba sobreexcitando. Ahora sigo tomando las bayas azules pero en menor cantidad y siempre en el desayuno.

Siempre digo que hay que escuchar al cuerpo, y preguntarse qué mensajes nos transmite. Si le atiendes y te preguntas cómo lo que comes te afecta, sabrás qué decisiones tomar para aumentar tu salud vibrante.

Como estoy seguro de que ya sabrás, si no duermes, o duermes mal, estás envejeciendo prematuramente: tu cuerpo no tiene tiempo de repararse. Por ello dormir mal envejece, además engorda y enferma, lo cual es aún peor.

He comprobado que el sueño mejora cuando tu condición general mejora. Dormirás más y mejor a medida que desintoxiques tu organismo, lo desinflames, y comas sin estresar a tu hígado. Haz ejercicio inteligente y nútrete sabiamente, y el sueño se regulará por sí mismo.

Combatir el *jet-lag*

¿Tomas el avión con frecuencia en vuelos de larga distancia?

Como persona que viaja a través de los diferentes husos horarios, me veo expuesto a los efectos del *jet-lag*, y el más evidente es cómo afecta los ritmos circadianos del sueño.

Los ritmos circadianos (el reloj interno que te activa o desactiva) influyen en la salud a través de su impacto en:

- el equilibrio hormonal
- el nivel metabólico
- la condición del sueño
- la capacidad de curación

Equilibrar los ritmos circadianos alivia los síntomas autoinmunes. Dicho de otra forma: si te acompasas a los ritmos de luz y oscuridad naturales, tu cuerpo lo agradecerá.

Soy muy sensible a esa alteración, al igual que lo soy a los cambios de hora de verano e invierno (una medida absurda, inútil, arbitraria, y que atenta a la salud de la humanidad). Por cierto, ¿para cuándo un calendario lunar?, y no la chapuza del calendario gregoriano por el que nos regimos. Un invento tan antinatural que descuadra de un día cada cuatro años (los bisiestos). Es de risa.

Siempre me he preguntado cómo minimizar el *jet-lag*. Y lo que sigue es lo que descubrí al respecto.

Lo que más me ha ayudado es hacer prevalecer el horario y las rutinas del país de destino. Cuando viajo a otro país cambio de inmediato, en el avión, la hora de mi reloj y me olvido de mi horario de origen o de la hora que se supone que es para mí. Hay que ser muy firme en esto ya que de lo contrario no acabas de aclimatarte nunca.

También evito hacer siestas durante el día. En lugar de eso me mantengo activo para no caer dormido en mi nuevo horario. Acostarse pronto y levantarse temprano siempre ayuda, tanto si viajas como si no.

Durante el vuelo, recomiendo ver películas si el objetivo es mantenerte despierto y leer libros si es tratar de dormir un poco. Probablemente la compañía aérea te facilitará un antifaz para reducir la luz de cabina. También te darán unos tapones de espuma para los oídos y rebajar el molesto ruido de los motores.

Durante el vuelo, el enemigo número uno del sueño es el ruido. Te recomiendo comprar unos *headphones* de cancelación de sonido. Son increíbles: crean un patrón acústico que neutraliza el patrón de ruido, y lo anulan, el resultado es silencio. Te olvidas del ruidoso mundo. Puedes oír tu respiración, lo que te relaja y te prepara para descansar. Las pocas veces que los he olvidado en casa entro en pánico.

Lo siguiente que te ayudará para minimizar el *jet-lag* es suplementarte con melatonina para ajustar tu reloj interno y dormir más fácilmente. La melatonina es una hormona producida por la glándula pineal para activar el sueño. En síntesis, la melatonina es la hormona del sueño.

Pero no recomiendo usarla más de dos noches seguidas. La primera noche tomo dos píldoras de 2 mg, una única píldora de 2 mg la segunda noche, y nada en la tercera noche. Ni me planteo tomar regularmente melatonina como prevención del insomnio (es lo que te venden los laboratorios). Sería tanto como inducir al cuerpo a dejar de producirla de forma endógena al acostumbrarse a recibir de fuera una dosis diaria.

Recuerda que estás en estado de guerra, biológica y química, no sólo con la industria alimentaria sino con la farmacéutica también (*Big food* y *Big farma*) que buscan a toda costa clientes adictos para aumentar sus cifras.

Imagino que ya habrás relacionado a esas industrias con el «lado oscuro». Que la Fuerza te acompañe.

• EL FINAL DEL ESTRÉS •

Estaba esperando llegar a este capítulo para relajarnos un poco.

Siéntate a mi lado porque voy a compartirte experiencias que pueden ayudarte a tener una mejor vida. Si vienes de hacer ejercicio, no se me ocurre un mejor momento para sacar el tema que ahora nos ocupa. Tal vez, el mejor beneficio de hacer ejercicio no sea el quemar calorías excesivas, perder peso o verse mejor…, seguramente es eliminar el estrés.

Deja que te hable ahora del estrés.

El estrés afecta al sistema inmunitario

El estrés lo invade todo, no sólo el trabajo. Es ubicuo, acumulativo y multifactorial. Sientes estrés por lo que ocurre en tu comunidad, por cómo funciona tu relación de pareja, por lo que les ocurre a tus familiares, por la política, por tu salud, por el pasado y por el futuro, incluso por factores medioambientales como el ruido y factores climatológicos… Todo lo que es de una manera y quisieras que fuera de otra te genera estrés.

¿Cómo saber si tienes estrés? Es sencillo, te sientes desbordado. ¿Cómo se concreta esa presión? Con emociones tales como: agresividad, miedo indefinido, irritabilidad, agitación mental, agobio… Incluso el estrés genera estrés. Y deriva en el *burn out* o estar quemado. ¿Te suena de algo?

A un nivel más profundo, el estrés es impaciencia y falta de aceptación. Lo que se resume en miedo. El remedio a lo que no puedes cambiar es invariable: aceptación y paciencia. Sea lo que sea también pasará, como todo. Meditar con los ojos abiertos es observar la situación como una película de ficción que empieza y termina. Entender su irrelevancia y brevedad.

Una situación de estrés activa el sistema inmunitario (protección), pero también lo desactiva (desprotección). De ahí que el estrés pueda hacerte enfermar.

El cuerpo responde a una amenaza, crea una respuesta inflamatoria. Hasta ahí bien. Eso es bueno pero a la larga puede ser malo. Si la respuesta inflamatoria de defensa se mantiene en el tiempo de manera crónica, al final inhibe el sistema inmunitario a través de un exceso de cortisol. En consecuencia, el sistema inmunitario queda a un 50% de su pleno rendimiento, imagina la lista de problemas que pueden activarse con sólo la mitad de defensas.

Naturalmente, te darás cuenta de que hay varias clases de estrés: emocional, mental y físico. El estrés, de la clase que sea, es un importante factor de desarrollo de la autoinmunidad. Afecta tanto como la alimentación, o tal vez más. No lo subestimes.

Psiconeuroinmunología o cómo los pensamientos y las emociones afectan el sistema inmunitario. Es una ciencia.

Como soy un fan de convertir lo malo en bueno, busco el lado positivo y me apalanco en él. De hecho, un poco de estrés es incluso bueno, nos mantiene alerta, en disposición de actuar. Para mí cierta presión es muy motivante. Al exceder el límite de lo aceptable, rebajo el estrés con respiración, desconexión, relajación, meditación, presencia y ejercicio.

La idea es liberar el estrés, no luchar contra él. Porque en tu vida será inevitable pasar por situaciones de estrés. Es mejor aprender a gestionarlo y mantenerlo a raya. Incluso transcenderlo.

¿Cómo minimizarlo? Se me ocurren muchos modos y éstos son sólo algunos:

- Meditación (en reposo o en movimiento)
- Atención plena al momento presente
- Una hora sabática al día sin Internet
- Lecturas relevantes y profundas
- Ejercicio moderado
- Baño de naturaleza
- Simplificar, limpiar y ordenar
- Gratitud injustificada

En cualquier caso, haz lo que a ti te conduzca a la paz mental, y ése será tu mejor remedio al estrés.

Sé Zen y despídete del estrés

En Japón tienen una palabra-concepto terrible: *karoshi*. Un concepto que hace referencia a la muerte por estrés laboral. Literalmente es trabajar hasta la muerte, matarse a trabajar en sentido real. Resulta alarmante que algo tan triste como esto afecte a una parte de la gente que confunde la fidelidad a la empresa y el compromiso en el trabajo con una adicción malsana.

Graba en tu mente esto: estar muy ocupado está sobrevalorado. El mundo está al revés: hoy parece que la gente muy ocupada es la exitosa, cuando hace mucho era al revés: los exitosos eran más ociosos. Me apunto al modelo de éxito anterior. No quiero ser diagnosticado de *karoshi*. ¿Y tú?

En mi profesión de autor y conferenciante, y creo que en todas, es fácil complicarse la agenda. Basta con decir «sí» a todo y a todos. Pero en esto soy muy selectivo. He aprendido a decir «no», y cada vez lo digo con más soltura (y me gusta más). Tu carrera avanzará más gracias a los «no» que a los «sí». La medida podría muy bien seguir la famosa ley de Pareto: 80% es «no», 20% es «sí».

Es muy sencillo, repite conmigo: «No, gracias». ¿Lo ves? Practica solo.

Cuando dices «no» a otros, te dices «sí» a ti. Es un tema de autoestima y autorrespeto.

Tengo una norma Zen para afrontar mi agenda: una cosa cada vez. Después de esto, lo otro. Un día cada día. Una tarea a cada momento. Y sólo tres tareas prioritarias en la agenda diaria.

La multitarea se ha sobrevalorado. Y he de decirte que no existe como tal, no pueden hacerse varias cosas a la vez. Sólo se puede hacer una cosa a cada momento. Si haces varias es que las mezclas, pero no las haces a la vez.

El *multitasking* es un autoengaño del ego exacerbado; y algo más: es improductivo.

Entre medio de una tarea y otra, concédete espacios de tiempo libre, descansos. Esos espacios son un reconocimiento a uno mismo y sirven para vaciar el depósito de estrés que siempre se llena de un modo u otro. Ya sabes, el estrés tiene un efecto acumulativo: un poco hoy, un poco mañana. No esperes a vaciarte de estrés cuando estés desbordado, o en tus lejanas vacaciones, mejor aligéralo a cada poco.

Para tener éxito mejor no necesitar el éxito

Imagina que estás participando en una de mis conferencias para el éxito. Puedo oír el latir acelerado de tu corazón de pura emoción. Lo primero que aprenderás de mí es que el éxito verdadero es en todo a la vez, y a costa de nada. Sin efectos secundarios como el estrés. Para mí, el éxito es un estilo de vida sin estrés de ninguna clase. Es logro de resultados en todos los aspectos de la vida, sin renunciar a ninguno. Ninguno. El éxito es total o es un fracaso.

Te estoy hablando de un éxito silencioso, no tiene nada que ver con la fama, y es el mejor.

Tienes todo, a la vez. No es algo a costa de otra cosa, eso es éxito falso. Es un éxito sin efectos secundarios, renuncias, sacrificios o peajes.

Me conozco, no pretendo llegar a todo a lo que mi ego se le ocurra. El ego es insaciable. Sé hasta dónde doy de mí sin forzarme y respeto mi ritmo, no lo fuerzo. Llego a donde llego, y lo que pase siempre está bien. Y sea donde sea que vaya, por mí está bien. Acepto donde estoy a cada momento y veo en ello la perfección. Por una razón clara, es el Amor quien conduce mis pasos, yo ya le he entregado los resultados.

Yo soy un padre tardío. Ahora mi motivación es vivir el máximo tiempo y en las mejores condiciones para poder apoyar a mi hijo. Créeme, no es por mí, no aspiro a la eternidad. Él es mi prioridad máxima. Mi meta objetivo es estar a su lado hasta que ya no me necesite. Ésa es mi motivación, no el dinero ni la popularidad.

Nunca quise competir ni ser el mejor. Pues yo no hago nunca nada (recuerda que el Amor lo hace todo). Más que de mis resultados estoy orgulloso de mi actitud, porque siempre hago tanto como puedo. Después me aparto a un lado para que el Amor haga el resto. Saber que doy todo para mí es suficiente. Y ésa es la razón de que siempre me acuesto con la conciencia tranquila.

Te he dicho alguna vez que busques un objetivo más grande que tú, más allá de tus propios intereses y que se centre en servir a otros. Y un hijo cumple con eso a la perfección. ¿Hay una razón mejor por la que levantarse cada mañana?

Mi salud vibrante es un éxito para mí pero sobre todo es el mejor regalo para mi hijo.

El mayor éxito es celebrar la vida a diario

El mayor éxito precisamente es no necesitar el éxito, y no perseguirlo. Eso es el final del estrés (la disolución del ego demandante). Y cuando el ego ya no necesita cambiar nada, el estrés desaparece. No conozco ninguna píldora para acabar con el estrés, ni tampoco una dieta, pero sí conozco bien un nivel de conciencia donde el estrés no existe.

Cuando se está bien es fácil olvidar los malos tiempos. Por diversos motivos, he acabado varias veces en urgencias de un hospital y sé lo que se siente cuando el cuerpo te para. Reconocer y respetar mis ritmos no me hace más débil, sino más fuerte mentalmente. Sé perfectamente de dónde vengo y sé que puedo volver allí en cualquier momento. Cualquiera de nosotros vive a unos minutos de ocupar un *box* de urgencias por infinidad de causas. Vivir humildemente no es una virtud, es el reconocimiento de la realidad. A pesar de que un inmenso poder nos impulsa, somos frágiles.

Otro de mis padecimientos crónicos, del que no te he hablado aún, fueron (sí, antes de mi cambio de dieta) los cólicos nefríticos, debidos a piedras en el riñón. Era como un parto sin anestesia epidural. He tenido más partos de los que puedo recordar. Y eso es mucho peor que un dolor de cabeza. Cuando estás tendido en la camilla de un *box* de urgencias te sientes bien poca cosa, he estado allí varias veces a causa de los cólicos nefríticos, y es por ello que trato de no olvidar la fragilidad de la vida.

Las lágrimas de un cólico no pueden ni compararse con las lágrimas de una migraña. Yo conozco bien ambas.

Por este asunto, también padecí el peregrinaje de un doctor a otro, pruebas y más pruebas (me han hecho más ecografías que a una mujer en estado), y siempre para nada. Espero que entiendas por qué decidí tomar cartas en el asunto, y hacerme responsable de mi sanación, porque estaba muy cansado de no obtener resultados poniéndome en manos de otros.

Después de cambiar mi dieta, nunca más volví a sufrir de cólicos. Se acabaron las lágrimas, se acabaron los cólicos. Adiós a parir piedrecillas. Ya empezada mi nueva dieta, una tarde fui a una sesión de reflexoterapia y en los días siguientes expulsé tres piedras que aún me albergaba (salieron de forma indolora). Y ahí se acabó, hasta la fecha.

Pero antes de ese momento, y prácticamente cada año, o bien por primavera o bien en otoño, sufría un cólico terriblemente doloroso, la mayoría de ellos me conducían al hospital. Pero eso terminó. La explicación médica no la tengo, no la sé, no soy médico, pero ya no son más un problema para mí. Simplemente cambié mi dieta, empecé con la reflexo, y las piedras dijeron *goodbye*. Lo tomo como una confirmación más de que mis cambios nutricionales están siendo acertados.

Ambición iluminada

Volviendo al estrés, cuando veo personas que se piden más y más, y buscan traspasar todos los límites, que no se conforman con nada y se agotan… me da compasión. Por ejemplo, podría contarte de algunos compañeros de profesión que llenan su agenda hasta lo ridículo, persiguen el éxito a toda costa, viven en el avión, no hay límite que no deseen traspasar. Yo me pregunto ¿para qué tanto?

Entiéndeme, no soy un conformista pusilánime. Más bien presumo de poseer una «ambición iluminada», me quedo con todo a la vez. Y como ya entregué al Amor todos mis pasos en el planeta, allá a donde vaya sé que es perfecto. Entregar al Yo Soy los objetivos y su agenda es muy tranquilizador. Yo ya he delegado en Dios el resto de mi vida, porque simplemente he llegado a la conclusión de que no tengo ni idea de lo que es mejor para mí.

Como la dieta Paleo, de la que ya te he hablado, es un estilo de vida (Paleovida), te diré que yo la llevo incluso al ámbito del trabajo. Casi estoy viendo tu semblante de extrañeza: ¿Paleotrabajo? ¿Cómo es eso? Bien, he de decirte que el hombre del Paleolítico no era sólo más sano y tenía una mejor condición física que el actual; además trabajaba mucho menos que nosotros (o que el hombre del Neolítico, siempre tan atareado en su granja).

De hecho, en el Paleolíco se «trabajaba» unas 15 horas a la semana como mucho (a veces menos). El resto era ocio y descanso. ¿Imaginas pasar de trabajar 40 horas semanales, o más, a sólo 15 horas?, eso son únicamente 2 horas al día. He hecho los números.

Pero tras la revolución agrícola, todo cambió a peor: el ser humano se convirtió en esclavo de su propia tierra, trabajaba de sol a sol, sin vacaciones ni descansos. A merced de la climatología, las plagas y mucho más. Y ya sabes, el ganado necesita cuidado a diario. Agotador. ¿Fue eso un progreso? Desde luego, no. Cuando me di cuenta de que habíamos involucionado (peor condición y alimentación, más estrés y menos tiempo), me puse como objetivo ser Paleo, no sólo en la mesa, sino también en el trabajo.

En la actualidad, estoy haciendo la transición de las seis o siete horas diarias que trabajo habitualmente a sólo dos al día. ¡Dos horas al día! Ése es mi objetivo ahora mismo. Ya te contaré cómo me va. Tal vez escriba un libro sobre ello. Sé que te encantaría leerlo. Deja que acomode ese proyecto en mi agenda literaria.

Lector, por el momento, haz un juramento contigo mismo: estrés cero. Que el final de este capítulo sea también el final del estrés.

• EL RETORNO DEL *KAIZEN* •

En los últimos años he iniciado un viaje a la simplificación máxima. Porque menos es más.

Un día me di cuenta de que me estaba complicando demasiado la vida. Sabes, complicarse la vida es sencillo. Lo complejo es simplificarla. Y descubrí que cuanto más simplificas tu vida, se abre más espacio y tiempo ante ti que antes se perdía en lo irrelevante.

Minimalismo nutricional

El minimalismo se reduce a una idea esencial: menos es más. Parece contradictorio, pero en la contradicción hay sabiduría porque implica un cambio de paradigma, una nueva percepción de la mente.

Es un concepto muy budista, oriental. Como el *Koan* que es un problema sin aparente resolución y, que para ser resuelto, exige una mirada diferente a la convencional. Un nuevo nivel de conciencia. El minimalismo es el silencio en medio del caos.

Menos es más. En la alimentación también menos es más. Como has visto en mi plan de salud vibrante y juventud radiante, el secreto consiste en eliminar alimentos. Menos alimentos inadecuados es más salud.

Cada uno debería averiguar qué es lo que no le sienta bien, y debería dejarlo de lado por mucho que le guste. No tiene sentido comer de todo, apuntar a todo lo que se mueve, o apuntarse a todo lo que brota del suelo o cuelga de un árbol. Yo eliminé grupos enteros de alimentos (azúcares, lácteos, cereales, legumbres… y el grupo de alimentos con histamina). Y me ha ido muy bien. Pero cada uno es cada cual.

Me he dado cuenta de que las personas sanas son muy disciplinadas, comen a menudo lo mismo o parecido, siguen unas pautas y se adhieren a ellas (por eso les va bien). Evolucionan según van aprendiendo (son eternas estudiantes), y van ajustando hasta que dan con lo que les funciona mejor. No renuncian a la variedad, que es saludable, sino que son exigentes con aquello que ponen en su boca.

Escucha a tu cuerpo, encuentra tus patrones de alimentación más adecuados, y después adhiérete a ellos como lo hace un sello a una carta. Puedes hacer una excepción porque es eso: una excepción.

En eso radica el secreto de la salud perfecta.

Lecciones de mi mentor japonés

Tengo muy buen *feeling* con todo lo japonés, cultura que adoro por su sentido pragmático. Tuve la suerte de trabajar un año como *controller* en una multinacional japonesa. Eso supuso compartir mucho tiempo con directivos japoneses del grupo empresarial.

En sus viajes a España, les atendía personalmente, y fuimos muchas veces a cenar y almorzar juntos. En particular, entablé amistad con un directivo a quien yo reportaba, Mr. Kakinoki, a quien llamábamos «Tío Kakinoki» por su cercanía. Y el a mí: «Samsó-san», siguiendo las costumbres de su cultura.

De él aprendí algunos conceptos que quiero compartir contigo porque me han acompañado en el camino que emprendí hace años hacia la simplicidad y que en la actualidad me acompañan.

Por aquel entonces, yo tenía problemas: mis migrañas crónicas estaban arruinando mi vida personal y profesional. Y o ponía solución, o mi vida iba a ser muy miserable. Reconocí que estaba en el fondo de un pozo oscuro. Y para salir de un pozo, lo primero es reconocer y aceptar que estás jodido; y lo segundo, es dejar de cavar (¡dejar de hacer el agujero más hondo!).

Le confié a Tío Kakinoki mi problema y él me enseñó el concepto-mentalidad de *Shoganai*, que es una palabra japonesa que quiere decir que las cosas que no se pueden evitar se deben abrazar. La mentalidad *Shoganai* me animó a darme cuenta de que la migraña no era culpa mía, y que debía seguir adelante sin culpa. A la vez, la «no culpa» me ayudó a no desesperar. Yo no era un tipo defectuoso, o tarado, sólo debía solucionar un problema.

Por el momento no había conseguido controlar mis dolores de cabeza pero eso no significaba que no fuera posible algún día. Y para dar con la solución debía evitar sentirme culpable, desesperar, y asumir no haber corrido una suerte mejor.

Para mí, *Shoganai* es entender que todos nacemos con un camino y que, por duro que sea, no se trata de buena o mala suerte, sino de una bendición por los beneficios ocultos. He tardado mucho en comprender que la migraña tal vez me ha salvado la vida, pues el cambio de dieta me ha dado mucho más que un remedio: un estilo de vida.

Al principio de mi viaje hacia la salud, sentí que había otro modo de vivir, libre de dolor de cabeza, lejos de los analgésicos.

El concepto *Genki* llegó a mí durante una cena japonesa que no olvidaré. Surgió el tema y esa palabra. Se trata de un concepto común en la cultura japonesa, y los japoneses lo utilizan para referirse a la salud que conlleva entusiasmo y energía.

Es una moneda con dos caras: la idea de salud física y la de entusiasmo anímico, ambas cosas a la vez. Sentí de pronto que eso era lo que yo quería, *Genki*. Todo. No sólo no tener problemas de salud sino además sentir que la salud era la expresión de la energía natural. Yo no quería no estar enfermo nada más (que no es poco), sólo iba a conformarme con estar sano y a la vez lleno de energía. Quería todo.

Así se lo manifesté a Tío Kakinoki, quien sonreía ante mi entusiasmo infantil.

Pero no lo habría conseguido sin mi obstinación por no rendirme a lo antinatural: la enfermedad. La enfermedad y el deterioro son una anomalía. La vejez prematura también lo es.

Los japoneses usan la expresión *Gaman* para referirse a la resistencia y la voluntad de seguir intentando algo a pesar de las adversidades. Así me lo explicó mi mentor japonés. Recuerdo que él contaba con unos diez años más que yo pero parecía incluso más joven que yo. Sin duda mi mentor Mr. Kakinoki conocía bien los secretos de la salud vibrante y la juventud radiante.

Gaman es el espíritu de lucha. Me contó que en la primavera las familias japonesas ondean banderas, con forma de carpa roja (un pez que nada contra la corriente). Este pez simboliza el espíritu de *Gaman*: la determinación para afrontar las dificultades en la vida. Ésta es sin duda una cualidad muy japonesa que ha llevado a su nación a reponerse de graves derrotas.

Me identifico con uno de esos peces rojos. Yo también soy un fan de la persistencia, paciencia, insistencia, disciplina… En los peores momentos, cuando nada parece indicar la más leve posibilidad de éxito, revelo mi espíritu *Gaman*.

Es un concepto muy budista que nos conduce a luchar contra las adversidades, no con desesperación, sino con paciencia. La dignidad es una fuerza coherente con nuestro «Yo soy» y nos conduce a lugares insospechados. Además, implica la idea de que no debemos abandonar a su suerte a los que están en la misma situación. Es un concepto muy compasivo.

Gaman, en resumen, es: autocontrol, paciencia, resistencia, resiliencia, dignidad y no descuidar a los demás. He escrito este libro para ofrecer a las personas que pasen por mis mismas dificultades una solución a la migraña que a mí me ha funcionado.

Lo anterior concuerda con otro concepto que aprendí en esa época. La palabra *Wabi-sabi* se refiere a una forma de vida que se enfoca en la búsqueda de la perfección dentro de las imperfecciones aparentes de la vida. De algún modo, es aceptar el ciclo natural de nacimiento, decadencia y muerte como natural. Perdonarse a uno mismo por no ser perfecto, incluso por estar enfermo, es espiritualidad pura. Si fuéramos perfectos no habitaríamos el planeta-escuela Tierra. Cada una de nuestras imperfecciones es efímera por naturaleza.

Wabi-sabi es la idea de que lo más hermoso es lo sencillo, sin que importen los pequeños defectos o imperfecciones. Podemos aplicar este concepto de *Wabi-sabi* a nuestra experiencia para eliminar la loca idea de que debemos ser perfectos, y de que deberíamos llevar una vida perfecta (nuestra profesión, nuestro cuerpo, nuestras relaciones). Hoy sé que todo aumenta y después disminuye, qué tranquilidad te da aceptar el ritmo de los fenómenos mundanos.

Nunca me he considerado un gran autor. Me basta con ser disciplinado en lo que hago al margen del resultado. Hace años que transcendí el éxito, y ya no lo necesito. Es cierto que hace años lo perseguía y eso me mortificaba con más migraña y estrés. Pero hoy me siento muy liberado. Necesitar menos es ser más libre. En lugar de ser el mejor me concentro en hacerlo lo mejor posible. Sé que todo lo que hago no es mucho, pero créeme que es lo mejor que sé.

Siempre recuerdo mi mantra de *boyscout*: «Tanto como puedo» y me lo he aplicado toda la vida. Los japoneses tienen también un concepto-mentalidad para esto: *Ganbatte*, que significa «hacer lo mejor posible». Tío Kakinoki no me exigía la perfección pero no me aceptaba el descuido. Ser exigente es el remedio de una epidemia moral actual: la autocomplacencia que conduce a la mediocridad.

En Japón, hay un enorme respeto por el esfuerzo y por el logro del grupo. El individualismo no existe, todo lo consigue el grupo, la comunidad, la cultura y el esfuerzo de los antepasados...

Es la desaparición del ego, ¿entiendes por qué no necesito el éxito? Porque en realidad no hay nadie que pueda lograrlo, el logro corresponde a mucha gente (antepasados, profesores, etc.).

Es fácil ver cómo los japoneses trabajan en equipo ante los retos. Superaron una Gran Guerra y muchos terremotos. Todos mis libros son mi *Ganbatte* (el logro de mucha gente). Mi logro es el de todas las generaciones que me preceden y que han hecho posible mi vida y este momento.

En lo referente a la alimentación, siempre he considerado la comida como energía con diferentes notas de vibración. Uno debe ser muy selectivo con lo que permite que entre en su campo vibratorio.

Creo que el cuerpo es el templo del alma y, por tanto, es igualmente sagrado porque es su vehículo en el mundo de las cosas. Descuidarlo o maltratarlo con comida basura es un sacrilegio y un insulto a su inteligencia.

No puedo entender a las personas que se meten cualquier cosa en el cuerpo sin cuestionarse si les nutre o les envenena. Me parece una falta de conciencia enorme y una irresponsabilidad social ya que si alguien cae enfermo, debido a su mala cabeza, acarreará un coste que el resto de la sociedad deberá pagar.

Deberíamos acercarnos a los alimentos de verdad con actitud reverencial, a lo japonés.

En Japón tienen otro concepto-mentalidad conocido como: *Itadakimasu*. Mr. Kakinoki me explicó que significa: «humildemente recibo», y lo utilizan para agradecer a las plantas y a los animales (que sacrificaron su vida) que van a consumir. Y además, por extensión, a todas las personas que han hecho posible que ese alimento llegue a su mesa. Tío Kakinoki siempre bendecía los alimentos cuando nos traían nuestra comida.

Recuerdo otro concepto muy budista, de agradecimiento reverencial. Es la actitud de respeto por la comida y de agradecimiento a las personas que han trabajado duramente para que llegue al plato. Los japoneses creen que hay vida en la comida (en la carne, pescado, frutas, verduras…), y es justo agradecerles su *Chi* con energía («Déjame coger tu vida por mí», rezaba mi mentor).

Uno de los libros que más disfruté de mi querido amigo Francesc Miralles es el libro *Ikigai*, que desarrolla otro concepto muy japonés: *Ikigai* es, en pocas palabras, la razón de vivir, aquello que te hace levantarte cada día ilusionado. Te levantas y sabes que tu *Ikigai* te aguarda. Para definir tu *Ikigai* hay que identificar tu pasión.

Este principio tomó mi vida y me conjuré conmigo mismo para dedicar el resto de mi vida sólo a aquello que amo y en lo que creo profundamente. Y no me ha ido mal.

Cuando posees un *Ikigai* poderoso, él te posee a ti. Ya no precisas retirarte. Lo fascinante es que en Japón no tienen una palabra equivalente a nuestro concepto de «jubilación» o «retiro». Para ellos es inconcebible dejar de trabajar por completo. Y lo entiendo y comparto.

El *Ikigai* tiene que ver con el *Datsusara,* otra palabra que me enseñó Kakinoki, a menudo las escribía en las servilletas o en el mantel si eran de papel. Esta palabra significa salirse de un empleo.

Y no para tomar otro empleo igualmente aburrido, aunque tal vez mejor pagado, sino para dedicarse a aquello a lo que uno le apasiona. Mi mentor japonés era muy fiel a la compañía en la que trabajábamos (había trabajado en ella toda su vida) y que él identificaba como su familia. Pero a veces, me hablaba de su pasión por la caligrafía japonesa, su gran hobby (bueno, y también coleccionar autos BMW). Creo que soñaba con enseñar caligrafía antigua a los niños.

Yo viví mi *Datsusara* e *Ikigai* a la vez, cuando atravesé lo que llaman la «crisis de los cuarenta» (tal vez te suene familiar) y que hace que te replantees muchas cosas de la vida.

De pronto, te das cuenta que la vida pasa y que no puedes desperdiciarla en algo en lo que no crees y amas al 100%. Mi *Datsudara* me llevó a una nueva profesión: autor. Y a explorar los roles de conferenciante y entrenador. Aunque yo me considero sólo autor. Es cierto que he explorado roles de: conferenciante, internet marketer, formador, coach y mentor, etc., pero en mi fuero interno soy sólo un escritor.

Seguir mi *Datsusara* fue la mejor decisión de mi vida. Pero entonces no lo sabía. No sabía que una vida nueva se abría ante mí y que iba a ser la etapa más feliz.

Mr. Kakinoki me explicó, delante de una taza de té de jazmín, que en Japón cultivan la actitud mental positiva en la que se nos insta a confiar en el futuro. A fluir con los acontecimientos y abrirnos a algo mejor. Muchas veces, en medio de la adversidad, se me han revelado oportunidades para las que lo único que se esperaba de mí era la plena confianza en la inteligencia de la vida.

Son momentos en los que, arropado por la sabiduría interior, me he rendido a los hechos. Y junto al paso del tiempo, mi determinación y la aceptación (todo combinado) han hecho que los asuntos se arreglen de la mejor manera. Por sí solos con el impulso del amor sin expectativas.

Esta fe me llevó a sentir que un día resolvería mi problema de migraña. Y esa certeza hizo que me prometería a mí mismo y a Dios escribir un libro en el que revelaría cómo lo conseguí. Como confiaba en ese futuro, me visualicé incontables veces en el proceso de su escritura. Y finalmente lo he manifestado. Está en tus manos.

Simplificación extrema

Mi vida es sencilla en muchos aspectos. Así mi creatividad se enfoca al 100% en desarrollar ideas útiles. Es lo que llamo: «decisiones automáticas» o «plantillas de decisión predeterminadas» que convierten cada nueva decisión en un hábito rutinario. Decido poco porque delego en hábitos y rutinas preestablecidas.

Un día en mi vida se parece mucho a otro. Voy a contarte como empiezo mi día porque es algo que me preguntan a menudo.

Me levanto entre las cinco y las seis. Mi familia despierta a las ocho, eso significa que tengo unas dos o tres horas de calidad para trabajar en mis prioridades. Como estoy fresco, con ganas y sin distracciones, rindo mucho. Incluso tengo tiempo para mi sesión diaria de yoga. A las ocho, puedo dedicar una hora de tiempo de calidad a mi familia: desayunamos y llevo a mi hijo al colegio. Cuando regreso trabajo con enfoque de samurái en las prioridades de mi jornada.

Sólo trabajo por las mañanas pero tendrías que ver con qué intensidad.

Al igual que un atleta olímpico se prepara durante cuatro años para competir en su prueba olímpica, yo entreno con la misma intensidad pero a más corto plazo: para mí cada año toca rendir como en una olimpiada.

Es por eso que cuando me hacen ofertas que me apartan de mi ideal, las descarto porque si aceptase me desenfocaría.

La razón para decir «no» a muchas cosas que me proponen es poder decir «sí» a lo que realmente es mi ideal. Cuando acepto propuestas de trabajo, estoy al 100% porque antes he dicho «no» a lo que lo diluiría. Desde aquí pido disculpas y comprensión a las personas que me escriben para proponerme proyectos, intervenciones, consejos, citas, etc.

Eliminar distracciones y decisiones me permite enfocarme en las prioridades. Me ahorra tiempo y energía. Ten en cuenta que la mente es un músculo que usamos todo el día y que se agota. El cerebro tiene que procesar oportunidades y amenazas en cada decisión, por trivial que sea la decisión y eso consume energía.

Cómo tomar menos decisiones

A la hora de tomar decisiones, cosa que hacemos continuamente, es mejor sistematizarlas para ahorrar la energía y el tiempo que las decisiones consumen. Aunque las decisiones sean sobre temas minúsculos, crean el mismo estrés que las grandes decisiones.

Cuando se agota la energía mental de que dispones en tu jornada, acabas tomando decisiones fáciles y postergando las difíciles. Todo ello afecta tu rendimiento. A medida que avanza la jornada, empeoras en la toma de decisiones. Créeme, es un tema que se ha investigado: reducir las decisiones a lo que de verdad importa es una prioridad.

Déjame que te ofrezca algunos ejemplos de lo que es la simplificación de las decisiones:

- Visto normalmente igual cada día: mi vestuario incluye muchos pantalones tejanos parecidos, muchas camisetas y suéteres azul marino parecidas y muchas zapatillas deportivas de una única marca. Con ello consigo una «marca visual» de autor muy definida y no tener que pensar qué voy a ponerme. No tengo el problema de conjuntar colores porque sólo utilizo el azul marino. Sigo la estrategia de grandes como: Zuckerberg, Armani, Obama, Jobs y Einstein.

- Desayuno y ceno lo mismo cada día: conozco mi cuerpo y mis necesidades, cuido mi alimentación. Por ello elijo los mismos alimentos que sé que me sientan bien. Eso facilita mucho sistematizar el proceso de compra de víveres y el de su preparación.

- Google Maps decide las rutas en mis desplazamientos: aunque sepa llegar, prefiero que Google me dé alternativas, tiempos de llegada y estado del tránsito. Si delego en el navegador, puedo enfocar mi mente en pensar en otras cosas o en aprender de los audiolibros mientras conduzco.

- Me levanto y acuesto a la misma hora cada día: no importa el día de la semana, o el mes del año. El cuerpo es como un niño que precisa de hábitos bien establecidos. En esto sigo las pautas milenarias del Ayurveda. Llevo un despertador incorporado en mi cuerpo.

- Sigo rutinas y hábitos imbatibles: si algo me ha funcionado, con probabilidad volveré a hacerlo. Si surte efecto en otros, lo hará en mí. Me inspiro en los grandes (aprendo de ellos) para contagiarme de su grandeza. Investigo sus hábitos y los adopto como propios. La grandeza sigue plantillas replicables.

- Compro siempre la ropa en las mismas tiendas/marcas: no pierdo tiempo yendo de compras. Simplifiqué comprando sólo tres marcas. Conozco su tallaje, el que a mí me sienta bien. Por ello muchas veces ni acudo a sus tiendas (que están en todo el mundo en caso de necesidad), simplemente compro en sus sitios *on line* y llega a casa.

- Trabajo en casa para evitar desplazamientos: tenía un despacho en el centro de la ciudad, pero lo cerré porque he creado un estilo de vida digital que me permite trabajar desde cualquier parte del mundo. Mi negocio es global y digital, y puedo instalarme en cualquier país y seguir trabajando al día siguiente. Así evito perder el tiempo yendo y viniendo a un espacio de trabajo lejano. Trabajo en mi hogar (una planta entera de mi casa, unos 60 m^2) con vistas al mar. No asisto a reuniones, no me gustan.

- Cuando dudo ante una situación, o decisión, siempre me pregunto lo mismo: ¿Qué decidiría Buda aquí?, ¿Qué es coherente con la visión amorosa de Jesús? ¿Qué diría al respecto «Un Curso de Milagros»? Y con eso mi pregunta queda respondida sea cual sea ésta.

Menos decisiones en lo accesorio, más concentración en lo prioritario.
Menos decisiones, menos estrés.
Menos decisiones, más energía y tiempo.

Sé que las personas de éxito, primero construyeron los hábitos de éxito, se subieron a ellos, y después dejaron que estas rutinas simplemente les llevaran a donde se proponían.

Crea hábitos y delega en ellos, de ese modo no hay que esforzarse salvo en una cosa: en ser disciplinado.

Sé que puede parecer muy mecánico, frío, aburrido. No soy un robot, tan sólo he definido prioridades en las que enfocarme y dedico una energía mínima a todo lo demás. Eso es intensidad pero en lo que de verdad amo. Te aseguro que vivo desde la pasión y la autenticidad.

Quédate con esto: tomar decisiones cansa y envejece. Resta tiempo.

Minimalismo social

En la amistad, también menos es más. Hace tiempo que decidí sólo relacionarme con gente que amo, me inspira y comparto valores. El resto no son amigos, son sólo conocidos. Creo que se llama con mucha frivolidad amigo o amiga a personas que no lo son.

Cuando empecé a no conceder mi tiempo a personas que no me inspiran autenticidad y coherencia, lo verdadero contrastó frente a lo falso. A nivel profesional, ocurrió lo mismo, hice descarte de colegas con los que no disfruto juntándome.

Una vez más, según la tradición japonesa, y las enseñanzas de Mr. Kakinoki, encontré una categorización en la amistad que me aplico:

- *Shiriai* es un conocido, no un amigo. Es la antesala de la amistad. Un *shiriai* es una persona con la que no saldríamos normalmente. Por ejemplo, los amigos de los amigos. A un *shiriai* no se le revelan los pensamientos ni emociones más íntimas.
- *Tomodachi* es el amigo. Cuando el japonés considera *tomodachi* a una persona se debe a que le gusta compartir el tiempo con ella, te invita a su casa. Conoce cosas sobre tu vida privada, y ha compartido momentos especiales contigo.
- *Shinyuu* es un amigo muy, muy íntimo, alguien con quien tienes mucho en común y que sabes que no va a fallarte nunca. En Japón, una persona no tiene más de uno o dos *shinyuu*, de los que se conocen muchos detalles privados de la vida.

Lo interesante en esto es que elegir sabiamente a tus amigos afectará para bien tu vida.

Nuestro tiempo aquí es muy corto y no tiene sentido malgastarlo con personas que no son afines. No son malas personas, sólo que no vibran en la misma frecuencia. Tal vez en el pasado fuiste amigo de alguien, pero hoy tus valores, y los suyos, han cambiado y vuestras mentalidades están muy lejos. No tiene sentido tratar de mantener una amistad por el hecho de haberla tenido en el pasado. Las amistades no valen por el tiempo que duran, sino por la intensidad del afecto.

Soltar viejas amistades es sabio. Abrirse a las nuevas, también.

Es un hecho que nos parecemos al promedio de personas con las que más nos relacionamos. Por esa razón me tomo muy en serio con quién me relaciono a nivel de amistad y de trabajo.

He omitido la categoría de personas de las que mejor no saber nada (no sé si en japonés hay una expresión para ello). Personas a las que tal vez hay que señalarles la puerta de salida (*exit*, en inglés). Suelen estar indicadas con letreros luminosos rojos o verdes.

He llegado a la conclusión de que no quiero ser *shinyuu* (para mí es sinónimo de «hermano») de quien no cumpla a rajatabla las siguientes cualidades.

1. Profundidad, visión espiritual de la vida.
2. Carácter cariñoso, afectuoso, amoroso, leal con hechos y no con palabras.
3. Libre de la tiranía de su propio ego.

Puedo contar con los dedos de la mano a mis *shinyuu*. Por desgracia, he tenido que degradar a varias personas de *shinyuu* a simples *tomodachi*. ¡Y de *tomodachi* a elementales *shiriai*! O enseñar la puerta de salida.

Pequeñas mejoras continuas (*Kaizen*)

Otro modo de simplificar tu vida es el *Kaizen*, el camino de las pequeñas mejoras continuas (que nadie deprecie lo pequeño porque es el camino más sencillo para lo que es grande).

Estas tres palabras («pequeñas», «mejoras», «continuas») son muy importantes. Son pequeñas para que sean abordables, son mejoras porque todo es y debe ser mejorable, y son continuas porque es un proceso sin final, un estilo de vida.

El *Kaizen* puede aplicarse a lo personal y a lo profesional. También a la alimentación y, por supuesto, a la mejora de la salud. Se trata de introducir pequeños cambios sostenidos que a la larga mejoren en mucho nuestra salud y bienestar. Y eso he hecho los últimos años.

El éxito intimida a la gente porque no lo traducen en pequeños pasos sostenidos.

¿Cuántas personas empiezan una dieta a principio de año y fracasan? La mayoría porque se ponen objetivos demasiado grandes y plazos de tiempo muy exigentes.

Siento ver cómo la gente que no consigue su propósito se siente fracasada pero sé que no hay nada de malo en ellas, simplemente, es que su estrategia no funciona. Si adoptasen una estrategia *Kaizen*, tendrían éxito, sería más sencillo porque «menos es más». Menores exigencias, dan más frutos. Menos exigencias, más resultados.

Si alguien me pregunta si estoy a dieta, respondo que más o menos, que empecé hace ya años y que la mantendré el resto de mis días porque es un estilo de vida, una mentalidad y un nivel de conciencia. El *Kaizen* es un proceso de mejora sin final.

Si tienes un problema que no consigues superar, divídelo en fracciones más pequeñas y abórdalas por separado, una a una. Nuestro cerebro está listo para gestionar pequeños retos, sin el estrés de los grandes cambios. Trocea el problema y verás cómo pierde su poder. De manera muy resumida, ésta es la idea sobre la que se basa la filosofía del *Kaizen* (una mentalidad a la que se asocian los éxitos de la industria japonesa en la década de los ochenta).

Los pequeños pasos, sostenidos, llevan muy lejos. Pequeños pasos, grandes resultados. Aplícalo a tu alimentación.

Los pasos pequeños no se basan en el esfuerzo o sacrificio, pero sí necesitan mucha repetición, mucho corazón.

Lector, no necesitas motivación, sino disciplina.

Según mi experiencia, «hacer lo que hay que hacer» funciona siempre (to-das-las-ve-ces).

En mi vida he visto infinidad de libros sobre motivación, pero no de disciplina. La disciplina no vende pero es lo que funciona. Por eso el mundo va como va.

Cuando uno es disciplinado y actúa, la motivación le alcanza. Cuando me llaman para que motive a la plantilla de una empresa, descarto la propuesta. No creo en motivar al desmotivado. Les dura muy poco tiempo, así que he decidido trabajar sólo para los motivados que quieren ser disciplinados.

La motivación es la anfetamina para las mentes perezosas.

Yo no necesito disciplina exógena, la que necesito ya me la doy a mí mismo actuando. Cuando era pequeño caí en la cuenta de que todo lo que necesitaba era disciplina sin límite. Y me ha ido muy bien.

En mi profesión, nunca he buscado dar la gran campanada, eso es para los inteligentes. Siendo honesto, yo he de conformarme con trabajar duro cada día. Mi superpoder: la disciplina.

Cada día bajo a la mina y... pico y pala sin descanso. Al cabo de los años, después de sembrar un karma auspicioso, los resultados llegan. No puedo confiar en mi inteligencia, sólo en mi disciplina. Y ésta me lo da todo, créeme. Es imbatible.

Lee estas palabras: «constancia», «rutinas», «hábitos», «regularidad», «disciplina», «persistencia»…, son por lo común despreciadas por los codiciosos, pero yo he encontrado la abundancia ilimitada en ellas. En lo esencial, significan elegir un camino con el corazón, libre de expectativas. Cuando es así, deseas que el camino sea largo y no concluya.

La alimentación para la salud perfecta es también un asunto de disciplina y *Kaizen*.

He priorizado resolver mis asuntos de dinero y de salud de una vez por todas para poder enfocarme en lo que más me interesa: vivir desde la espiritualidad. Por eso mismo recomiendo a la gente que cuide de sí misma ahora (antes de que esté enferma); y que se haga rica cuanto antes (antes de que se arruine), y así podrá pasar a otra cosa.

Para mí las acciones mínimas son lo máximo.

Por ejemplo: aprender una cosa nueva al día, comer una pieza de fruta al día, agradecer una vez al día, madrugar una hora antes, practicar una asana nueva al día, dedicar una hora de lectura al día…, algo tan sencillo que no puedas rechazar, que no puedas oponerte porque es tan ridículamente insignificante que se hace sin mucho esfuerzo.

Busca el paso trivial, ridículo, irrisorio… y después repítelo miles de veces y descubrirás a dónde te lleva. El *Kaizen* es también la filosofía y los minihábitos su aplicación práctica.

La gente que consigue grandes cosas se centra en lo pequeño. Si vas a cambiar tu dieta, o tu estilo de vida, aplícate los principios del *Kaizen*.

Y para terminar, te revelaré otro de mis secretos para la paz interior inacabable: yo nunca he tenido que aplicar la «fuerza de voluntad» porque sé que sólo es responsable de un 4% de los logros. Yo convierto la acción necesaria en minihábitos, que se hacen inconscientemente, de modo automático, y que suponen el 96% del logro. Yo no hago nada, mis hábitos lo hacen por mí. ¡He delegado el éxito en mis hábitos!

Cada día tomo impulso, y luego me entrego a la fuerza de la inercia, galopo a lomos del *momentum*. Cuando has creado un ritmo, mantenerlo es muy sencillo.

Sí, la disciplina lo hace todo por mí, delego los resultados a mis rutinas sistematizadas. Sólo me limito a crear hábitos, que una vez en piloto automático, crean una vida ideal para mí.

Ahora que conoces la estrategia del *Kaizen*, ¿cómo la aplicarás?

• JAQUE A LA JAQUECA •

El dolor de cabeza sigue siendo mi punto débil, mi talón de Aquiles. Es una amenaza que pende siempre sobre mí y que me ataca al menor descuido si bajo la guardia. Con incurrir en un descuido puede activarse una crisis. La única vacuna es la vigilancia y disciplina en lo que como y en otros factores medioambientales.

Ahora conozco las causa y por ello puedo centrarme en la prevención, y no en aplacar los síntomas como he hecho toda mi vida. Con los años, he identificado las causas y los desencadenantes, lo cual supone un auténtico cambio de estrategia. Años atrás, sólo ponía atención en reducir los efectos, el dolor. He dado un paso de gigante y en este libro te he explicado los cambios que me han hecho avanzar a una vida libre de dolor.

Si éste es tu caso (te enfocas en minimizar los efectos), deja cuanto antes de resolver síntomas y confróntate con las causas. Sólo puedes ganar la guerra del dolor de cabeza si dejas de jugar a no perder y empiezas a jugar a ganar.

Ahora me conozco mejor, y si cumplo las reglas (si soy buen chico), me mantengo libre de jaquecas; pero si las transgredo sé lo que me espera. Ahora el problema ya no es tanto lo que haga o deje de hacer yo, sino verme afectado por aspectos no tan controlables por mí: cambios de presión atmosférica, climatología, exceso de ruidos y luces, olores, ambientes mal ventilados, histamina alimenticia, tóxicos camuflados en las etiquetas de los alimentos con nombres engañosos… El enemigo se camufla y tiene muchas caras.

No te puedes imaginar, lector, cómo una crisis puede alterar mi vida. Si debía subir a un escenario, acudir a un estudio de radio o un plató de TV, y de pronto me visitaba el monstruo de la migraña, me arruinaba el día. Antes temía comprometerme por miedo a fallarles a última hora (y eso fue lo que ocurrió algunas veces en el pasado), hoy sé que podré estar al máximo nivel invariablemente. Tengo una gran confianza en mí mismo y sé que mi cuerpo responderá.

Deja que te cuente alguna anécdota de entre las muchas que podría contarte.

Hace años visité la ciudad de Córdoba para dar una conferencia. Iba directo del aeropuerto a la sala de conferencias. Por lo que fuera, creo que el cambio de presión del vuelo, al poco de llegar al recinto del evento se me desencadenó un dolor de cabeza que iba a más por segundos.

Acabé tirado, literalmente, sobre una mesa de la cafetería, sin poder articular palabra. Estaba hundido en la miseria. Los analgésicos no habían podido ayudarme y estaba estresado porque sabía que no podría dar la conferencia. ¿Te pones en mi situación? Hay algo que detesto especialmente y es fallarle a la gente. Y tenía la sala llena

El organizador consiguió que me viera una amiga suya, maestra de Reiki, quien se aplicó a fondo conmigo. Y en menos de media hora me liberó por completo del dolor. Estaba como nuevo, parecía un milagro. Unos minutos más tarde tomé el micrófono, lleno de energía, al 100% de mi capacidad, para dar una conferencia memorable. Pasé del infierno al cielo en minutos, aunque no era lo frecuente.

Pero otras veces no tuve tanta suerte.

Recuerdo cierta ocasión, que siendo el presentador de un congreso de conciencia, para unas 3.000 personas en Barcelona, a mediodía recibí la visita del monstruo de la migraña. Mientras iban hablando los ponentes en el escenario, yo permanecía detrás de éste, entre bambalinas, tumbado en el suelo recibiendo la atención de una terapeuta que, a pesar de sus esfuerzos, no consiguió que me recuperara. Tuve que abandonar el evento un par de horas antes de su final y dejar a la dirección sin presentador.

Mi esposa, más de una vez, tuvo que despedir a un grupo entero con el que tenía una clase debido a una de mis migrañas. Mientras, en casa, tumbado en la cama, en medio de la oscuridad, yo sufría un doble dolor: el de cabeza y el de fallarle a la gente.

Esto no me ha pasado una, sino muchas veces. Y aunque la gente no siempre se entera (y si se entera, lo comprende), me sentía impotente por llevar una bomba de relojería que podía estallar en mi cabeza en cualquier momento. Eso acabó.

En otra ocasión, recuerdo que tras dos días de dolor de cabeza seguidos, un médico de urgencia llegaba a mi casa para inyectarme un potente calmante y darme un ultimátum: «Si al tercer día no mejoras, te ingresaremos en el hospital».

Te aseguro que tengo docenas de recuerdos tristes como éstos debido a mis crisis migrañosas. Sólo yo sé lo que he llegado a llorar de desesperación e impotencia, solo y en la oscuridad de mi alcoba. Eso acabó.

Cincuenta años de dolor de cabeza es mucho sufrimiento.

Por experiencia propia he entendido que los analgésicos son «pan para hoy y hambre para mañana» porque no curan la causa del dolor de cabeza, sólo sus efectos. Y acaban generando nuevas jaquecas de rebote, que en mi caso se reproducían durante días y días, como las réplicas siguen después de un terremoto.

Los analgésicos funcionan muy pocas veces y crean siempre el efecto rebote. Las réplicas se deben a la ausencia del fármaco que el cuerpo ahora echa de menos. Es como un síndrome de abstinencia de un drogodependiente. El cuerpo pide más dosis, creando el dolor que le garantizará una nueva dosis. Es como ser un *yonkie* de los analgésicos.

Puede que produzcan una leve mejora pero no durará mucho, y el dolor regresa duplicado. Así es, como en cualquier adicción. Las jaquecas de rebote son la consecuencia del sobreuso de medicamentos. Y sólo puedes pararlas ¡dejando de tomar analgésicos, precisamente en medio de la siguiente crisis! Es aceptar sufrir ahora para dejar de sufrir mañana.

Para mi ventura, hoy mantengo las jaquecas contra las cuerdas, cuando hace tan sólo unos años ellas me tenían a mí en jaque. Son una anécdota en mi vida. Hoy, gracias a los cambios que te he revelado en este libro, cada día despierto con una claridad mental y una sensación de frescor en la mente espectaculares. Y sé que el resto de la jornada será igual.

Han sido 50 años de sufrir para encontrar el botón de «stop dolor».

He conquistado el control de mi vida.

El tratamiento químico definitivo de las crisis migrañosas

Si en algún momento como algo o hago algo que sé me causará un dolor de cabeza, dispongo del arma definitiva. En última instancia, el uso de los novísimos y eficaces triptanes (inventados en los años noventa, pero recetados y presentes en mi vida desde hace menos de una década) acaban con cualquier cefalea.

Los triptanes han revolucionado el tratamiento de las cefaleas. Algunos triptanes son:

- zolmitriptan
- naratriptan
- almotriptan
- rizatriptan

Su cualidad es que se enfocan en eliminar el origen del dolor (dilatación de las arterias, devolviéndolas a su calibre normal) y no meramente a aliviar el dolor de las terminales sensitivas. El uso de triptanes ha cambiado mi vida porque me da la seguridad del 99% de que puedo detener una crisis, al menos en mi caso. Puedo subir a cualquier escenario que me esté esperando y eso me da mucha autoconfianza.

No te conformes con controlar el origen del dolor, ve a la causa del dolor como yo he hecho. Y por supuesto, olvida limitarte a tratar los efectos.

El triptán es un medicamento potente y reciente, por lo que se desconocen los posibles efectos secundarios y no conviene abusar (en cualquier caso siempre debe tomarse bajo prescripción y receta médica).

Disponer de un triptán, en esta guerra contra el dolor de cabeza, es como contar con el botón nuclear, la última opción, que acaba con todo dolor en una hora o menos.

A nivel preventivo, se han prescrito los betabloqueantes, pero yo nunca los he tomado por sus efectos secundarios, y porque funcionan a largo plazo, y con una baja efectividad del 40%. No me gusta empastillarme de por vida. No es natural. Creo que es mejor buscar soluciones preventivas y naturales antes que abonarse a más y más pastillas o drogas. En cualquier caso, toda medicación que alivie el dolor de cabeza (efecto) se puede convertir en origen de nuevos episodios futuros por el efecto rebote. Por ello lo mejor en esto es la prevención (causa) y no el tratamiento (efecto); el cual siempre tendrá secuelas. El enfoque de este libro es precisamente evitar al máximo el uso de medicamentos.

La prevención se basa en los cambios de alimentación, y ciertos suplementos. En la suplementación preventiva funciona muy bien una combinación de coenzima Q10, magnesio y riboflavina (o vitamina B2). Este coctel es muy popular y efectivo; y por ello, varios laboratorios lo proporcionan en cápsulas. Pero he de hacer hincapié en que su efecto es preventivo a medio plazo, no un remedio instantáneo.

Suplementos preventivos (en las dosis que recomiendan los laboratorios):

- Vitamina B2 o riboflavina, 400 mg diarios
- Magnesio, 400 mg diarios
- Coenzima Q10, 150 mg diarios

Todos ellos carecen de efectos secundarios. Tal vez el magnesio podría aflojar un poco el intestino pero vale la pena suplementarse con él, se le llama «el mineral milagro para la migraña».

Lo que quiero que sepas es que el dolor de cabeza tiene unos desencadenantes y conviene identificarlos en un proceso de autoobservación. En cada persona pueden variar, no hay reglas escritas en la piedra.

Los desencadenantes suelen ser: hormonales, de presión atmosférica, de temperatura, ambientales, de comida y bebida, ruido y luces, medicamentos, olores intensos, deshidratación… Cuando se agregan y combinan, la crisis es inevitable. Pero el dolor de cabeza no es el problema, sólo es un aviso del cuerpo que trata de decirte algo y lo hace del único modo en el que vas a hacerle caso: con un dolor que te va a detener.

Encontrarás varias aplicaciones para tu móvil que funcionan como un «diario de migrañas». Si registras tus crisis durante tres meses, y anotas los posibles desencadenantes, podrás identificar patrones repetitivos y conocer así las causas de tus dolores de cabeza y su frecuencia. También descubrirás los días de la semana y los momentos del día, en que son más frecuentes. Esto te ayudará a identificar factores recurrentes y tener una idea de cuántos ataques has sufrido y de su intensidad. Es lo primero que te preguntará el médico especialista.

Pero si quieres mi consejo, céntrate en la alimentación. Es lo que funciona de verdad. Sólo con eso puedes despedirte de los dolores de cabeza. Y conseguir además efectos secundarios muy apetecibles: prolongar tu juventud y disfrutar de una salud y condición envidiables. Te aseguro que la gente te preguntará por tu secreto.

Yo te he revelado mis secretos para que los conviertas en los tuyos si lo deseas, y para que después los compartas con quienes deseen conocerlos. Hagamos entre todos juntos que sean «un secreto a voces». Si puedo contribuir al bienestar de más personas, mi sufrimiento habrá tenido más sentido.

Imagino que te ha quedado claro que la industria alimentaria trabaja para su beneficio y no para el tuyo. Y la medicina, por su lado, no presta atención a la alimentación como fuente de salud (o enfermedad).

Recuerda, estás en una guerra en las que tienes todas las de perder a menos que comprendas la importancia de lo que entra en el cuerpo a través de la boca. Yo he logrado sobrevivir en el campo de batalla gracias a mi tesón por aprender y a mi disciplina para aplicar lo aprendido. Nunca me he rendido, por eso he crakeado el código del dolor de cabeza.

Los 15 cambios nutricionales que me ayudaron a vencer el dolor de cabeza

Ya estás listo para oír las pautas que me han ayudado a vencer mis crisis migrañosas; pero también a mejorar mi condición física. Es lo que a mí me ha funcionado y ha creado una gran diferencia:

1. Eliminar el gluten/los cereales
2. Eliminar los alimentos con alta histamina
3. Eliminar los lácteos
4. Eliminar los carbohidratos refinados
5. Eliminar las legumbres y solanáceas
6. Eliminar los alimentos ultraprocesados
7. Eliminar la ingesta de azúcares y edulcorantes
8. Eliminar los zumos de frutas envasados y naturales
9. Adoptar una dieta Paleo, con matices Keto
10. Adoptar una suplementación de calidad
11. Aumentar el consumo de verduras
12. Aumentar la ingesta de grasas saludables
13. Equilibrar la ingesta de proteína animal de calidad

14. Reparar la pared intestinal
15. Reparar la microbiota con prebióticos y probióticos

Sólo con los cuatro primeros, el salto cuántico que dio mi salud fue abismal.

Si una alimentación sigue estas pautas, el cuerpo se autorregulará por sí mismo. Y todo se pone en orden y se ajusta de un modo mágico. La alimentación se acompasará a la programación genética, lo cual supone regresar a la evolución y no desviarse a la involución.

Recuerda que el Gran Problema empieza con el consumo de carbohidratos refinados que hay que evitar a toda costa. Suponen glucosa e insulina en sangre. Cuando se pasa de quemar glucosa a quemar grasa acumulada y, además, se hace ejercicio para eliminar la inevitable glucosa residual, todo va bien.

Y lo que también ocurrirá:

- Se tendrá menos hambre entre horas
- Se rebajará la grasa acumulada
- Se perderá peso sin esfuerzo
- Se aumentará el nivel de energía
- Se mantendrá a raya el nivel de insulina
- Se parecerá más joven (y así será)

Para estar sano y perder peso sólo hay un camino natural: bajar el nivel de insulina reduciendo los carbohidratos.

Éste es el error que ha enfermado a tanta gente:

Dieta rica en carbohidratos y pobre en grasas

Y ésta es la solución:

Dieta rica en grasas saludables y pobre en carbohidratos

Era al revés. Ahora lo sabemos. Vaya engaño.

Armado con este arsenal de salud, lo primero que conseguí fue una claridad mental que desconocía, perdí 7 kg de peso sin esfuerzo (2 tallas de pantalón), mis dolores de cabeza se esfumaron o bajaron a una intensidad ridícula comparado con lo que estaba acostumbrado, mi nivel de energía aumentó al igual que mi metabolismo, gané músculo y perdí grasa, mi aspecto se hizo más radiante y juvenil… Me convertí en otro, no sólo en apariencia sino también en cómo me sentía.

Y todo el mundo que me conocía comentaba lo bien que me veía.

Me divierte mencionar mi edad cronológica para ver la cara de estupefacción que se le pone a la gente. Enseguida me preguntan cuál es mi secreto y yo les respondo que lo explico en este libro.

En el plan de salud y juventud propongo combinar los 15 cambios nutricionales que he descrito más arriba con las 5 soluciones:

1. Cambio de alimentación radical
2. Ejercicio inteligente
3. Mejorar el sueño/descanso
4. Minimalismo para reducir el nivel de estrés
5. Suplementación nutricional de calidad

Con estas 5 soluciones yo he obtenido un cambio espectacular en mi condición, mi cuerpo se desinflamó, se desinfló literalmente, se desintoxicó… y senté las bases para una salud desconocida antes por mí.

Adicionalmente reequilibrar el sistema inmune hará una enorme diferencia, aplicando tres estrategias que se resumen en «Las 3 R»:

1. Retirar alimentos (que dañan el intestino)
2. Reparar el intestino (con suplementación)
3. Reequilibrar la microbiota (con probióticos)

En definitiva: desinflamar, reducir la toxicidad acumulada y sanar el tubo digestivo.

Éste es el camino con el que creo vamos a evitar en el futuro enfermedades crónicas que hoy son una epidemia, pero que hace mucho tiempo eran casi inexistentes.

Con un simple ajuste nutricional.

Sin efectos secundarios.

Nada de terapias ni medicamentos.

En resumen

Veamos, a modo de resumen, algunas pautas y conceptos para tener presentes:

- Come comida de verdad, real, y no productos procesados.
- Un cambio de dieta puede mejorar espectacularmente la salud (y salvar la vida).
- Infinidad de patologías crónicas se originan en una alimentación errónea.
- La comida se convierte o bien en medicina o bien en veneno.
- No se trata de cantidad, comer menos, sino de dejar de comer ciertos alimentos.
- Aprende nutrición. No nos han enseñado nada de nutrición, y comemos al menos tres veces al día.
- Ignora lo procesado. ¿Le darías a tu bebé cada uno de los ingredientes de un alimento procesado?
- La industria alimentaria no prioriza la salud, sino las ventas.
- Así como una medicación equivocada es causa de muchas muertes, la alimentación equivocada origina muchas más.
- La manipulación genética de los alimentos no alimentará a la humanidad, la destruirá.
- Mejor entrar en los supermercados, las pastelerías y las farmacias con mucha prudencia.
- Los alimentos con más de tres ingredientes son frankenstein-comida (comida zombie).
- Las etiquetas de los alimentos procesados son esquelas para la salud.
- Si no se entiende un solo ingrediente de un alimento procesado, es mejor descartarlo.
- Los tres asesinos blancos: harina, azúcar y lácteos se enmascaran en infinidad de alimentos procesados.
- Comes lo que han comido los animales que te comes.
- Come tres ves al día, sin llenar el estómago, masticando bien.
- La proteína diaria como máximo el tamaño del puño, es el acompañamiento del plato de verdura.

- El objetivo de comer no es saciarse, ni recompensarse, sino nutrirse.
- Los únicos dulces admisibles son los que contienen la miel, las frutas y ciertas hortalizas.
- La comida basura ha escapado de los *fast food* y ha invadido supermercados y mercados.
- La comida sana es más cara, pero lo que se ahorra en el supermercado se acaba gastando en la farmacia (o en esquelas).
- No bebas durante las comidas, sino entre las comidas.
- Aplícate el ayuno nocturno de 12 horas sin ingerir alimentos para desestresar el cuerpo.
- Cuando afrontes un problema de salud prueba antes la comida que las medicinas. Después acude a tu médico.
- El bienestar no se consigue declarando la guerra química a tu cuerpo.
- Suplementarse no es una opción sino una necesidad.

Últimas palabras

Finalmente quiero que tengas presente que al utilizar esta información, y la adaptes a tu estado y naturaleza, tu organismo entrará en una nueva dimensión de salud. El cuerpo es muy agradecido y reacciona enseguida. Sabrás si te funciona por los resultados, no hagas actos de fe ciega. Mide tu progreso.

La dieta que me sanó de mi migraña es una dieta limpia de cereales, lácteos, legumbres, solanáceas, y algunos alimentos más.

Una dieta muy, muy, baja en carbohidratos complejos, alta en grasas saludables, prudente en proteína animal ecológica, prudente en fruta y abundante en verduras... ha marcado una enorme diferencia en mi vida.

Si eres migrañoso, básicamente podrás controlar tus dolores de cabeza si eliminas el gluten, y reduces en mucho los carbohidratos, con sólo esto apuesto a que puedes reducir tus cefaleas.

En definitiva: reducir la inflamación. Recuerda que un cerebro inflamado es fuente de problemas, entre ellas el dolor de cabeza, y otros mucho peores.

Este libro es la receta mágica que he buscado toda mi vida pero que nadie supo entregarme. Como no encontré esta receta, yo mismo la busqué y encontré. Yo la descubrí para mi bienestar y ahora te la ofrezco a ti, para que te evites una búsqueda tan larga como la mía. No sé si te servirá tal cual, probablemente deberás ajustarla según tu naturaleza y condición. Hazlo con ayuda, bien informado y bajo tu responsabilidad.

Como puedes entender, todo lo escrito en este libro es una simplificación porque esta obra es de divulgación y no un manual o tratado. Este libro es un principio, te animo a profundizar en los temas que más te interesen y que te dejes ayudar por profesionales de la salud. Revisa la bibliografía recomendada. Comprométete con tu salud.

Mi problema se llamaba migraña pero como no me rendí, hoy lo he resuelto. No le he fallado al niño de siete años que sucumbió a ella.

Jaque mate a la jaqueca… Migraña: *game over*.

No sé cuál es tu problema, pero tu cuerpo no es el enemigo y posee todos los recursos necesarios para sanarse y funcionar correctamente si sabes activarlos. Escucha tu cuerpo, nútrelo con sabiduría, cuídalo con respeto, permítele descansar, libérale del estrés, dale una oportunidad, y él hará el resto.

Te deseo una salud vibrante y una juventud radiante.

• BIBLIOGRAFÍA RECOMENDADA •

He leído docenas y docenas de libros, informes, estudios, además de revistas de salud, y he seleccionado los libros que toda persona que se sienta responsable de su salud debería leer.

Los que siguen son libros que vale la pena leer, clasificados según sea el tema en que te interese profundizar.

Sé que son muchos libros, pero piensa que ya hice una preselección con los más importantes. Éstos son los imprescindibles. Finalmente está en juego tu salud y, si me lo permites, tu supervivencia.

Feliz lectura.

Medicina Funcional:
HYMAN, Mark: *Come grasa y adelgaza.*
MYERS, Dra. Amy: *La solución autoinmune.*
—: *La clave está en la tiroides.*

Dieta Paleo:
PÉREZ, Carlos: *Paleovida.*
PULIDO, Tomás: *Paleo: no es una dieta, es un estilo de vida.*
RUEDAS, Antonio: *Antienvejecimiento y paleodieta.*
SISSON, Mark: *Los Diez Mandamientos del cavernícola.*
WOLFM, Robb: *La solución Paleolítica.*

Dieta Keto:
FIFE, Dr. Bruce: *La dieta cetogénica del coco.*
—: *Terapia cetogénica.*
PARRY, Beran: *Anti inflammatory diet.*

Intolerancia al gluten:

DAVIS, Dr. Williams: *Sin trigo gracias*.

—: *Sin trigo gracias, libro de recetas*.

PERLMUTTER, Dr. David: *Alimenta tu cerebro*.

PERLMUTTER, Dr. David y LOBERG, Kristin: *Cerebro de pan*.

—: *Más allá de tu cerebro*.

Coco:

FIFE, Dr. Bruce: *Oil Pulling*.

—: *El coco cura*.

—: *Coconut water for health and healing*.

—: *El milagro del aceite de coco*.

Migraña:

ANGELONE, Anne: *The histamine free paleo breakthrough*.

BERNSTEIN, Carolyn y MCARDLE, Elaine: *The migraine brain*.

MASTERMAN, Genny: *¿Qué me pasó? Vivir con intolerancia a la histamina*.

TITUS, Dr. Feliu y POZO, Patricia: *Comprender la migraña*.

TURKNETT, Dr. Josh: *The migraine miracle*.

Ejercicio:

MOSLEY, Michael y BEE, Peta: *En forma en 10 minutos*.

SÁNCHEZ, Daniel: HIIT: *entrenamiento de intervalos de alta intensidad*.

VÁZQUEZ, Marcos: *Verdades que adelgazan: 10 principios básicos para un entrenamiento efectivo*.

Alimentación:

D'ADAMO, Peter J.: *Los grupos sanguíneos y la alimentación*.

FIFE, Dr. Bruce: *The shocking truth about palm oil*.

—: *El engaño de los edulcorantes con estevia*.

—: *¡Alto al Alzheimer!*

GUNDRY, Steven: *La paradoja vegetal*.

HARI, Vari: *El método Food Babe*.

HAY, Louise y DANE, Heather: *El secreto del caldo de huesos curativo*.

JIMÉNEZ, Luis: *Lo que dice la ciencia para adelgazar*.

NAGUMO, Dr. Yoshinori: *Un día, una comida*.

PALMETTI, Nestor: *Intestinos saludables.*

PETERSEN, Grant: *Más beicon, menos running.*

POLLAN, Michael: *Saber comer.*

RAMÍREZ, Cecilia: *Mi ayuno intermitente.*

VÁZQUEZ, Marcos: *La revolución de la comida real.*

VÁZQUEZ, Marcos y OCHOA, Elisabeth: *Mentiras que engordan: los 10 mitos sobre nutrición que te has tragado.*

• OTRAS OBRAS DE RAIMON SAMSÓ •

- *El Maestro de las Cometas.* Ediciones Obelisco, Barcelona, 2003.
- *Volver a la Alegría.* Ediciones Obelisco, Barcelona, 2005.
- *Manual de Prosperidad.* Ediciones Obelisco, Barcelona, 2006.
- *Dos Almas Gemelas.* Ediciones Obelisco, Barcelona, 2006.
- *Cita en la Cima.* El método de los deseos cumplidos. Ediciones Obelisco, Barcelona, 2007
- *Cien preguntas que cambiarán tu vida en menos de una hora.* Ediciones Obelisco, Barcelona, 2007.
- *Piensa y sé un genio.* Instituto Experto Ediciones, Barcelona, 2009.
- *Juntos.* Ediciones Obelisco, Barcelona, 2009.
- *Siete estrategias para sacar partido a los libros de autoayuda.* Ediciones Obelisco, Barcelona, 2009.
- *El Código del Dinero.* Ediciones Obelisco, Barcelona, 2009.
- *Taller de Amor.* Ediciones Obelisco, Barcelona, 2009, 2016 (ed. Aniversario).
- *¡Adelanta tu jubilación! Retírate con Libertad Financiera.* Ediciones Obelisco, Barcelona, 2011.
- *Dinero Feliz.* Ediciones Obelisco, Barcelona, 2013.
- *SuperCoaching.* Conecta, Barcelona, 2014.
- *Misión Emprender.* Conecta, Barcelona, 2014.
- *Coaching para Milagros.* Balboa Press, Bloomington, 2016.
- *El Código de la Manifestación.* Ediciones Obelisco, Barcelona, 2016.
- *El Coach Iluminado.* Instituto Expertos Ediciones, Barcelona, 2017.
- *Hay un libro dentro de ti.* Instituto Expertos Ediciones, Barcelona, 2017.
- *Mapas Mentales.* Instituto Expertos Ediciones, Barcelona, 2017.

- *La era de los Expertos.* Instituto Expertos Ediciones, Barcelona, 2018.
- *Tu primera novela.* Instituto Expertos Ediciones, Barcelona, 2018.
- *Sanar las relaciones.* Instituto Expertos Ediciones, Barcelona, 2018.
- *Cumplir 40 a los 60.* Ediciones Obelisco, Barcelona, 2019.

• ACERCA DEL AUTOR •

Autor y director del Instituto de Expertos.

Raimon Samsó es Licenciado en Ciencias Económicas, coach para emprendedores con conciencia, autor de 24 libros de desarrollo personal/profesional. Trabajó en tres multinacionales y tres bancos durante quince años. En un giro de 180º, dimitió del empleo que desempeñaba, el cual ya no cuadraba con sus valores y empezó desde cero en una nueva profesión como autor y conferenciante. Hoy es reconocido como el autor de referencia para los emprendedores que desean crear proyectos con conciencia. Escribe libros y organiza conferencias en todo el mundo sobre éxito profesional y financiero.

www.cumplir40alos60.com
www.raimonsamso.com
www.elcodigodeldinero.com
www.supercoaching.es
www.institutodeexpertos.com
www.supermarketing.es
www.tiendasamso.com
http://raimonsamso.info

Sigue al autor en sus redes sociales:

Instagram, Facebook, Twitter, YouTube.

• RECURSOS DEL AUTOR •

Gracias por compartir tu tiempo conmigo; para mí ha sido un placer acompañarte durante tu lectura. Si estás interesado en avanzar hacia otro nivel de conciencia, te propongo mis videocursos, te enseñaré sin importar dónde vivas, en cualquier parte del mundo.

Descubre lo que puedo hacer por ti con mis formaciones y entrenamientos:

- El Código del Dinero: libre, sabio y rico (videocurso).
- Supercoaching: Cita en la cima (videocurso).
- Libertad Incondicional (videocurso).
- Educación Real TV (suscripción canal de video).
- Seminario Millonario (presencial y videocurso).
- Programa Experto (mentoría grupal online).
- Neuromarketing (presencial).

Si estás interesado en avanzar conmigo, visita mis webs temáticas sobre cada uno de esos temas en la videoescuela Raimon Samsó on-line: http://raimonsamso.info

Si deseas que participe en algún evento como conferenciante, contacta a través de la pestaña: «Conferencias» de mi web www.raimonsamso.com

Si quieres adquirir mis infoproductos, acude a la tienda virtual, con envíos a todo el mundo: www.tiendasamso.com

· ÍNDICE ·

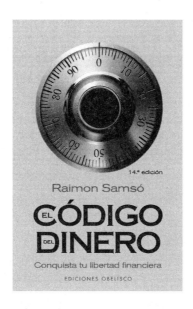

14.ª edición

Raimon Samsó

EL CÓDIGO DEL DINERO

Conquista tu libertad financiera

EDICIONES OBELISCO

¿Quieres alcanzar la independencia financiera? ¿Te gustaría duplicar tus ingresos en un año? ¿Deseas conocer los secretos de los emprendedores de éxito? *El Código del Dinero®* contiene todo lo que necesitas saber para conquistar tu libertad financiera:

- Lo que nadie te enseñó sobre el dinero
- Inteligencia financiera aplicada
- Cómo superar los tiempos de crisis
- ¿Invertir o apostar?
- El vocabulario de la riqueza
- Cómo convertir tu talento en ingresos
- Las 10 habilidades imprescindibles del emprendedor
- La deuda óptima y la pésima
- La novena maravilla del mundo: los ingresos pasivos
- La gestión rentable de tu tiempo
- Empieza en pequeño, piensa en grande

El Código del Dinero® te revelará lo que nunca te han enseñado en la escuela, en la universidad o en casa sobre el dinero: estar al mando de tu economía, hacerla prosperar y ser libre.

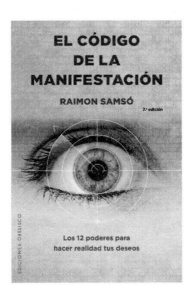

¿Por qué unas personas consiguen ver realizados sus deseos y otras no?

Porque unas se convierten en su deseo mientras que otras se conforman con soñarlo. *El código de la manifestación* contiene un avanzado conocimiento espiritual que te ayudará a descubrir tu auténtica identidad y acompañarte a elevar la conciencia al nivel de los deseos cumplidos. Estudia su contenido y aplícalo en tu vida para conseguir que tu existencia goce de una abundancia completa y duradera. Aprende los 3 pasos del «Proceso Milagro» para convertir tus deseos en realidad, de un modo exento de esfuerzo, libre de resistencias y sencillo; pues toda la acción requerida es interior.

En este libro, Raimon Samsó sintetiza una fórmula para convertir lo inmanifiesto en manifiesto, y condensa las revelaciones del olvidado místico Neville Goddard y la ciencia de conseguir deseos mediante la llamada «Ley de la Asunción».